解痛

Aromatherapy

芳療全書

本草精油配方・穴位按摩・中西醫治療法

陳育歆——著

林君穎院長——審定
（國際漢方芳療學院）

　　文人筆下的痛常屬形而上的心理層面居多，常為生離死別傷痛，為國破家亡心痛。蘇軾曾寫到：「十年生死兩茫茫，不思量、自難忘！」杜甫也說：「國破山河在，城春草木深，感時花濺淚、恨別鳥驚心！」但肉體的痛則十分實際，不論是爸爸肌肉酸痛、媽媽頭痛、小孩牙痛、爺爺膝蓋痛、姐姐生理痛，都令人十分不舒服！元朝趙孟頫描寫農夫辛勤工作的詩句中有：「新苗抽利劍，割膚何痛楚！」想來趙大師應有被書頁割過皮膚之痛，才能同理農人的辛苦吧！

　　小時候牙醫鑽頭的吱吱聲響，以及隨之而來的錐心刺骨的酸痛，讓我多年不敢踏入牙科診所。當兵時肌肉嚴重拉傷至今仍有不適。讀研究所時疼痛更是我的論文主題！疼痛雖被喻為人生最佳導師，但疼痛折磨人之處，不只形銷骨立，更是尊嚴盡失，而且如影隨形至死方休，令吾人莫不欲除之而後快！所以古今中外，不論中西醫均想方設法解決各種疼痛。嚴重的疼痛使肉體與心理都倍受煎熬！癌末病人不僅疼痛難忍，更有面對死亡的未知恐懼，以及與心愛家人離別之苦，可謂身心俱痛！我想安寧病房就是這些病患重新拾回笑容與尊嚴的人間福地！這裡的護理人員實在是天使臨塵！很幸運的我認識一位這樣的天使，育歆老師是芳療界中少見的護理師，有數年安寧病房的照護經驗。更難得的是她為此更攻讀了台北護理健康大

學的生死研究所，實在是實務與學識均優的人才！我聽她分享安寧療護的故事時常深受感動！

　　書中她詳細介紹了疼痛的生理學知識與臨床處理方法，更強調了心理情緒與安寧照護的原理原則，對於各種疼痛適用的經絡穴位與中醫五行概念，乃至於印度脈輪的應用，她也有介紹！相信這本書會是芳療師們居家保健的極佳參考用書，更是很好的工具書！

　　多年前與她有師生之誼，她常緩步走入教室，安然入坐！如今她已是知名的芳療專家，我們又相逢成為同事。這本書是她對疼痛的芳療照護心得，身為護理師，她的愛心與經驗，使她在處理肉體的疼痛與心理的創傷都有深刻的見解，相信在這本書中會幫助在疼痛中受苦的人們，藉由香氣怡人的精油舒緩不適的身心靈！祈願育歆的愛心成為更多人的祝福！

林君穎老師

　　三十年前從醫學院畢業時，在正式醫學教育中從未聽過芳香療法；後來在學習安寧療護時知道在歐美國家，Aromatherapy 這樣的療法經常在安寧療護團隊中使用。由於安寧療護團隊希望用上所有能緩解病人痛苦的方法，因此不僅是要善用藥物進行症狀治療，更樂於使用「非藥物」的方法，包括芳香治療、音樂治療、藝術治療、寵物治療 ... 等等，我們稱之為輔助療法（complementary therapies），而不稱之為另類治療（alternative therapy），因為希望這些療法與醫學上的治療方法能夠相輔相成，緩解病人的身心靈痛苦，提升生活品質。

　　對「芳香治療」最早的實際接觸經驗，來自一位末期病人的女兒。她原本就是從事芳療多年的專家，希望為父親已經漫佈腹腔中、甚至皮膚上的末期癌症，紓解包括疼痛、搔癢、噁心嘔吐等等的症狀。於是在團隊的協助觀察下，我們看到芳療所帶來的好處，尤其是在皮膚上塗敷精油、輕柔按摩中，為父女在有限時間中的相處中增進情感交流。後來許多護理同事非常熱心地自假自費去學習，甚至在「安寧緩和護理學會」的專業課程中，由學有專精的專家來教導這些安寧病房中的天使們，如何善用芳療的知識與方法來幫助病人，同時也幫忙疲累的家人、甚至是醫護同事。

本書作者育歆，曾是我們安寧療護團隊的天使之一，用她多年的安寧護理經驗以及對芳香療法的鑽研與教學，寫成這本書；不僅是為了健康的家人而寫，還特別為了末期病人的需要而寫成一章，令我這個安寧療護的老兵十分感佩。希望讀者們也能由書中得到的知識，成為守護家人的好工具。

黃曉峰醫師

芳療解痛，這本書的內容遠遠超越了書名帶給讀者的想像，或許大家會以為這只是一本單純的芳療書，講述的內容方向會偏向精油的使用介紹，但就像我開頭說的一樣，與其說它是本芳療用書，我更覺得它其實是一本醫療保健的參考書籍。只是融入了作者本身更多更廣的芳療涉略背景。

認識育歆時，是我還在新光醫院擔任復健科醫師的時候，她的工作內容是病房的護理師，需要處理神經內、外科、復健科的病人。就如同大家所知，疼痛的處理是我們這些科別的共通業務，相信也是這樣的訓練跟工作經驗，讓育歆對於肌肉骨骼，乃至神經、筋膜都有更甚於其他醫療人員的認識跟理解，也就是因為這樣，書中侃侃而談的這些理論基礎與知識，像是信手拈來，非常的清新晰且實用。

同時病房中也有癌症與安寧病患，讓她對於疼痛的認知與處理又進入了另一個更高深的境界。誠如大家所知，疼痛的控制在安寧的過程中，是非常重要的，這時候要考慮的面向也更多更廣了，更多的是心靈層面的照顧，跟如何能讓藥物治療的不舒適感降低，病人在這個時候是更脆弱的。相信也是這樣的緣分，讓芳療在育歆的人生有了更重要的角色，芳療不但是她的興趣，也對她的工作有所幫助。

這是一本以醫療專業角度出發的芳療書，這點與我自己在面對芳療的態度相當契合，也就是「不能偏廢」。書中解釋了疼痛的原理，更點出它的百變面相，所以治療上也需要更多專業幫忙。從疼痛的預防乃至處理方式，除了芳療外，更包含了西醫復健科、中醫經絡，甚至運動治療。

　　育歆對於這方面也提出了自己專業的看法，所以書中其實也提供了很多臨床上，我們遇到疼痛時會給病人的建議，真的非常實用。也看得出來育歆這幾年來不只努力鑽研芳療，也學習中醫經絡，連我們復健科現在非常火紅的筋膜理論都多有了解，著實也讓我這位復健科醫師開了眼界，在日後我的臨床生涯上，我也能給予疼痛的病人更多的處置建議與照護。

　　這幾年由於增生醫療的蓬勃發展，疼痛治療的概念正在轉變，更強調要自然修復，而不是抑制發炎。所以『如何重新提供一個更好的修復環境』變成一個很重要的議題。類固醇類及抗發炎藥物的使用大幅減少，著重在重新啟動良好的發炎反應，以優化組織修復過程的增生治療手法日益流行，再者，如何提供更好更多的營養修復也是不可或缺的！

　　這種種的種種，芳療都能夠提供不同角度的幫助。在精油的選擇上，

有抗發炎成份的精油、有促進修復的精油、更有強化體質的精油，甚至有用於強化心靈因素的精油，有時會將疼痛治療提昇到另一個層面，是一個很好的選擇。在書中育歆也運用了相當的篇幅來介紹這些精油的使用，細細讀來，上述的概念也都涵蓋其中。

　　另一個我推薦這本書的原因是：書中將肌肉、神經、肌腱筋膜，分門別類。易讀易懂，也讓讀者們在檢索自己的問題時，尋求解方變得有系統且容易了！最後我想說的是：擁有這本書，令我感覺就像擁有一位具有芳香醫學背景的復健科醫師在你身邊一般，能教你認識疼痛，治療疼痛，同時能讓你遠離疼痛擁有更好的生活品質！

曾清祥醫師

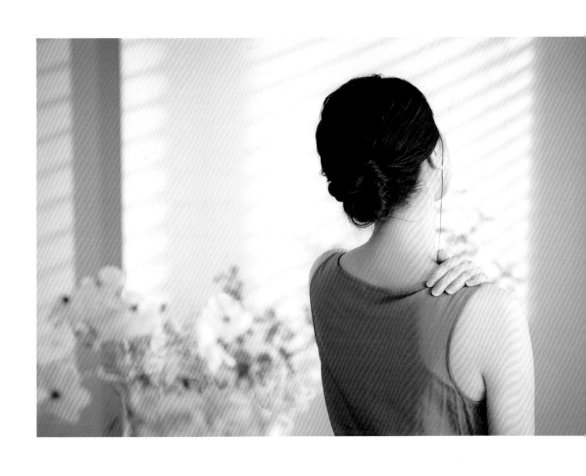

用精油來照顧人，也療癒自己

芳療之旅一：成長過程中的深刻經驗

我生長於宜蘭純樸的鄉下，從小就在鄉野間玩耍，父親為教職，工作相當繁忙，母親為醫院之醫療工作人員。從小我就發現很喜歡照顧別人的感覺，所以很早就立志要當個助人者，應該是看著媽媽穿著護士服工作的樣子而受影響，後來也順利地進入護理領域。除此之外，父親在我的孩童時期，喜歡跟我講古，講阿嬤留下的古董檜木床與梳妝鏡。這些古董經過六七十年的歲月洗禮，直到現在我回到宜蘭老家，走進存放阿嬤嫁妝的房裡，還聞得到淡淡的檜木香。

對我來說，檜木的香氣總讓我想起家，也為心中帶來安定感。小時候跟著爸爸爬山或散步時，沿途的花花草草，也成為他開講的話題，比如把姑婆芋的葉子拿來當雨傘，但叮嚀要小心不要碰到汁液；月桃葉可以拿來包糕粿或粽子。從他講的故事裡，我認識了這些植物和香氣，也記在我的

邊緣系統裡，這份愛永遠地存在我心裡。現在想想，父母給我的，遠比我想像中的多。

芳療之旅二：開啟我生命中的馨香之氣

在學習護理的過程中，我確信自己很享受這樣的助人工作。就讀大學時，便開始在醫學中心的婦產科門診工作，當時有位醫師很不一樣，他面對病患的態度極具耐心與同理心，而我也覺得身為一個醫療照護的專業人員，都應該要有這樣的態度去面對病患。但現實的臨床情況是，醫療人員總是忙碌，一切講求迅速、不浪費時間，所以當病患需要心理支持時，醫療人員能給予的安慰總是有限。後來我才知道黃曉峰醫師，同時也是安寧病房的醫師，他讓我想投入並開始了解安寧相關專業課程或研討會。

我看見目前安寧醫療系統擁有完整的支持與照護，這樣的理念深深吸引我，在一次的機緣下，有幸地加入了安寧團隊。在安寧病房服務的過程中，我被許多生命打動，每位病患與家屬都是我生命中的導師，他們讓我體會到生命的哀傷與美好，同時也在安寧病房接觸到芳香療法。

芳療之旅三：芳療為我帶來的奇幻之旅

　　起先接觸精油時，我對於它所宣稱的療效，大多抱持著懷疑的態度，但喜歡它香香的氣味，總會為我帶來「舒服」的感覺，也說不上來是哪裡舒服，但心情上會感到放鬆、愉悅。對那時身為醫護人員的我來說，花時間陪伴病患、幫他們按摩，不管是不是精油的效果，應該都有極大的心理撫慰。當病患希望我們可以減輕他們的痛苦，但是臨床醫療處置卻無力協助病患時，我很喜歡把精油拿出來，透過香氣、透過支持，慢慢地會看到他們的表情不再愁苦。

　　當然，從一開始對芳療有疑問，覺得它就像一些沒有依據的民俗療法，後來漸漸地在我的身上看見許多令人驚奇的效果，進而深入學習了解，才發現精油和我過去在醫療中所學的有相近之處，另外還有實證科學的部分。

　　人生中總會出現一些機會與選擇，我的老公一路上也支持衝動又愛冒險的我。十幾年來，芳療變成工作和家庭生活的一部分，也時常與學員分享。雖現在沒當護理人員，但覺得自己還是從事照顧人的工作，只是改用精油來照顧人。

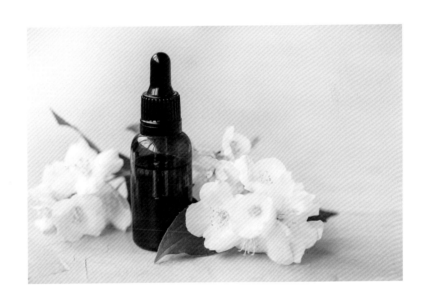

　　在臨床的日子中，我發現當人的身體在受苦時，心靈會變得更加脆弱，因此再去進修很感興趣的生死與諮商領域課程。直到現在，接觸到強調平衡的中醫，透過身體、心理、靈性與芳療的結合，在日常生活中有效地去幫助更多的人，也希望透過本書的分享，讓大家有機會認識芳療，找到身心平衡和舒服自在的自已。

目錄
CONTENTS

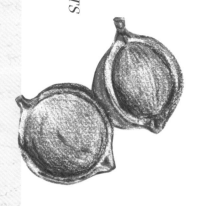

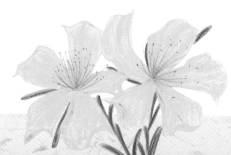

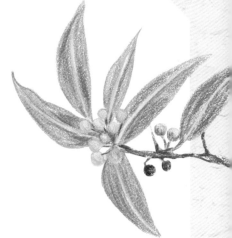

CHAPTER

02

精油可以緩解身體的疼痛

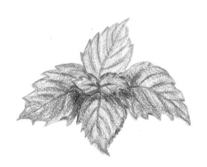

CHAPTER

03

精油可以治療心理引發的身體疼痛

CHAPTER

04

精油對安寧照護與寵物的療癒作用

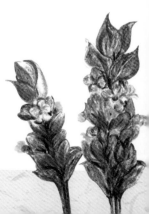

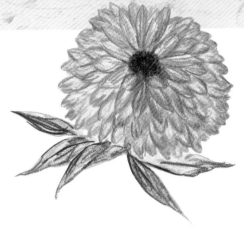

CHAPTER

05

自己調配前必備的單方精油指南

──30支嚴選精油

走進香氣療癒
的大門

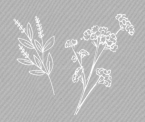

·01· 從遠古至現代，芳香療法無所不在

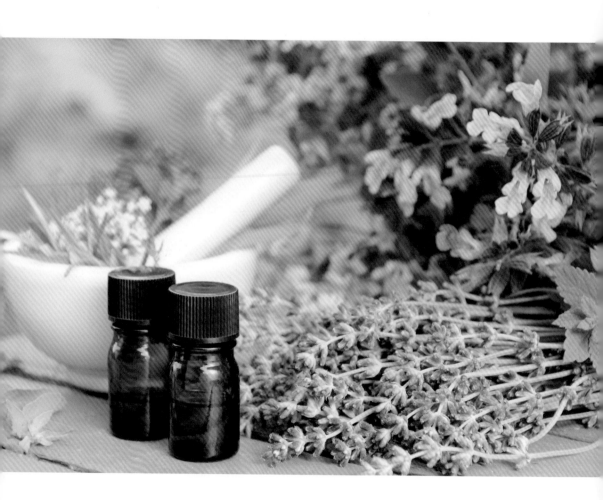

芳香植物的應用，從有人類史以來，就有這樣的記載。當時就已發現某些芳香植物的葉子、漿果、樹根的汁液可以促進傷口癒合，幫助減輕身體的疼痛與不適、驅趕蚊蟲、照護皮膚、驅除邪靈等，全面照顧著人類的健康與心靈，至今從未離開。

芳香植物類（及芳香療法）的應用，起源於一部分的草本醫學。草本醫學可回溯至數千年以前的歷史，全世界都有其應用的記載，有關應用於醫療照護的歷史。以下可與我一同進入芳療的時光隧道一探究竟。

歷史上的芳香療法，重在治病

一、美索不達米亞：芳香植物是巫師或草藥療法師的處方

西元前 5500 年左右，美索不達米亞平原的蘇美人已經非常擅長使用藥草。蘇美人為母系社會，所以由女性擔負治療者的角色。這些女性在當時就是所謂的巫師或草藥療法師。在考古的過程中，發現人們在石板上記錄處方、植物名稱、配製方法及治療劑量的遺跡。

芳香藥物在這一類古文明的地位上相當重要，在《吉爾伽美什史詩》中就有記載，有些遺址中的鍋具，可能曾被作為蒸餾之用。

二、埃及：芳香植物用於防腐、祭祀、治病、護膚

早在公元前 3000 年前，埃及人就已經開始使用香油香膏了。後來的人發現埃及的木乃伊能保存數千年不壞，就是因為添加具有防腐效果的植物，例如：雪松、乳香、沒藥。在金字塔的挖掘過程中，考古學家還發現一些壓榨器具，以及蒸餾木頭和植物的器具。

另外，在埃及第四王朝古夫法老王建造的「大金字塔」中，發現不少當時的化妝品、藥品和香膏，也發現驅魔儀式中經常使用的「絲柏」，以及治療眼睛發炎的「沒藥」等。芳香油膏也是當時祭祀神明的供品之一，花崗岩石板上記載著大祭司以香膏獻祭太陽神，而製作香膏的祭司們，可說是最早的調香師了。

最引人注目的是埃及豔后克麗奧佩德拉，在芳香療法的歷史故事中佔有一席之地。記載中說，埃及豔后使用精油護膚，讓全身充滿香氣，使凱撒大帝和安東尼臣服於她。而且埃及豔后聘請了一群科學家，透過芳療植物來製作香油或保養品，經由塗抹讓自己的肌膚更柔軟，也用來醫治身體；另外，她喜歡在談判時擦上茉莉香膏，加上運用政治和外交手腕，讓凱撒大帝為她平定內亂。

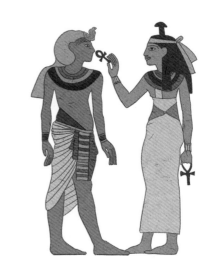

三、中國：芳香植物成為中醫治病的藥材

最古老的草本藥物文字記錄，是在西元前 2800 年左右，中國發展出的「漢醫」也是從神農嘗百草開始，後人整理為《神農本草經》，記載了三百多種植物的醫學用途。最令人讚嘆的經典就是《黃帝內經》，記載著許多疾病發生的原因以及治療的方法，其中對植物運用的智慧，是現代藥草學家的指南。明朝李時珍的《本草綱目》，則記載了兩千多種藥材（植物）、八千多種配方，是現代「中醫」的根本。

四、希臘、羅馬：芳香植物用於驅病、SPA

西方的芳香療法始於埃及，但卻被希臘人和羅馬人發揚光大。在距今二千多年前，有「醫學之父」之名的希臘名醫希波克拉底 (Hippocrates)，曾在當時流行性瘟疫侵襲時，教導民眾在街頭巷尾燃燒有香味的植物，使得瘟疫能有效控制，可見當時已有公共衛生的觀念。

希波克拉底醫師有一句流傳至今的名言是：「保健之道是每日做一次芳香的沐浴及按摩。」現今使用的「SPA」一詞，在那個時代就是醫療浴池或醫療地的意思，在現代的希臘，還是有許多以芳香 SPA 來招攬觀光客的水療勝地。

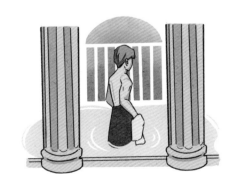

而羅馬人的奢華遠勝於希臘人，當時的香品分為固態、液態以及粉末狀，並利用象牙、大理石、瑪瑙、花崗岩等材料製作精美容器，用來存放香膏。而他們使用香料的程度更令人驚嘆，往往一磅重的香料就要用數十種植物混合而成，常見的有荳蔻、沒藥、肉桂、香蜂草、菖浦等，無論是人體、衣物、床、牆壁，甚至公共澡堂都充滿了香氣。

五、印度：芳香植物是印度傳統醫學的根本

至少兩千年前，印度就已經運用植物萃取物來做為醫藥，也是奠定印度傳統醫學「阿育吠陀醫學」的根本。印度最古老的宗教典籍《吠陀經》，就有記載檀香、沒藥、芫荽、肉桂、薑、安息香等多種藥草在宗教儀式上和醫學上的用途。

六、中東：芳香植物用於防腐、保健

在宗教發源地的中東，也發現存放在耶穌的墓穴中，當時處理遺體所用的沒藥香膏。直到十世紀，阿拉伯科學家阿比西納（Avicenna 980-1037）將羅馬人的傳統蒸餾法加以改良，成功地萃取玫瑰精油，他是記載中第一位發明蒸餾器具且有效萃取植物精油的人，後來又透過阿拉伯人的經商與貿易，進一步的將精油、凝香體以及純露推廣到世界各地，讓歐洲人對保健治療的觀念更為精進。

近代芳香療法，重在身心療癒

文藝復興時代（14～16世紀），草藥學因印刷術的發明，將前人用藥草的智慧與知識，經由出版而廣為流傳。最有名的就是1527年，由貝肯氏出版社所出版的《貝肯氏的藥草集（Bancke's Herbal）》。16世紀出版了《Complete Herbal》。到了17世紀，是藥草師的黃金時代，直到後期現代醫療慢慢發展，當時的科學家認為藥草不夠實證，而且宣稱有身心靈與能量的效果，便開始把藥草與巫術聯結在一起。到了18世紀工業革命後，抗生素的發明，加上醫藥快速發展，芳療藥草這類的自然療法就進入黑暗期，但當時出現了幾位大師，如：卡爾培波（Culpeper）、杰拉德（Gerard）等，他們留下來的藥草知識，對現代芳香療法有莫大的幫助。以下依序介紹30～90年代芳香療法的發展過程。

一、30年代：「芳香療法」一詞正式出現

正式提出「芳香療法（Aromatherapy）」一詞的化學家蓋特佛塞（Gattefoss'e），某一天在家族的香水公司實驗室研發新產品時，不慎發生化學爆炸傷及手部，他迅速地把手伸進旁邊的薰衣草精油中，不可思議的結果是，灼傷的手竟然不那麼痛了，水泡和傷口也減輕許多。蓋特佛塞對傷口癒合的速度印象深刻，因而研究出薰衣草能消炎、殺菌療傷的特性，從此畢生致力於研究精油，並為「芳香療法（Aromatherpy）」正名，於是有「芳香療法之父」之稱。

另一位是來自法國的軍醫瓦涅（Jean Valnet），他把植物精油用在治療第一次世界大戰中受傷的士兵，而使精油和醫療有了密不可分的關係，並獲得法國正式醫療許可。他的著作《芳香療法的應用（The Practice of Aromatherapy）》是首本「醫學」芳香療法的書籍。

二、50 年代：芳香療法開始運用於臨床上

　　1940 年代開始，瑪格麗特摩利夫人（Marguerite Maury）專注於芳香療法的研究，她發現精油的芳香分子可在人體的不同部位作用，因此特別著重以皮膚吸收、按摩，或透過嗅聞的方式來進行芳香療法。此外，她陸續在法國巴黎、英國、瑞士各地，成立芳香療法診療室，不但在法國建立了芳香療法的權威地位，更為芳香療法的臨床運用開闢了先河。她開課、寫書，致力於芳療，不斷地發現驚人的成果，在自然療法的領域裡作出了重大的貢獻。

三、70 年代：第一家芳療學院正式成立

　　雪麗普萊斯（Shirley Price）認為，一位芳療師更須懂得豐富的解剖學、生理學、病理學，以及熟知各種芳療專用精油之化學成分的療效，並且具有特殊物理療法的技術，這種想法讓芳療的運用有了重大的改變，所以她在 1978 年開辦「雪麗普萊斯芳療學院（Shirley-Price Aromatherapy College）」。同一時期，人們對預防性的藥物也產生興趣，所以開始有不少法國的醫生展開精油相關的臨床研究。

四、90 年代：芳香療法成為日常居家保健、護膚美容、身心靈
平衡的好幫手

　　從數千年以來的古文明智慧，加上現今許多研究實證的成果，芳香療法又在我們的生活中活絡起來，它提供方便又有效的保健選擇，同時達到平衡身、心、靈的整體效果。現今的醫學發展仍有些侷限，而芳香療法也已經成為熱門的輔助療法，成為日常居家保健、護膚美容、身心靈平衡的好幫手。近幾年，人們為了擁有更健康、更美好的生活品質，以及回歸自然的養生觀念下，也發現西方醫學有其侷限，於是對於「芳香療法」逐漸感到興趣與重視。

　　「芳香療法在歐洲歷史悠久，這個名字來自拉丁文 Aromatherapy，是將代表「香味、芳香」的單字 aroma，與代表「療法、治療」意思的therapy 加以結合而成的詞彙，其基本概念就是使用植物的芳香精油，利用「精油」所蘊含的力量，可以激發人類與生俱來的治癒能力，維持身心兩方面的健康。」

　　精油是包含在植物中的脂溶性成分，具有芳香性、高揮發性、高濃度的物質，利用不同的萃取技術，從天然物質中的根、莖、葉、種子或花朵中提煉出來。目前科學分析已證實，精油中的成分具有不同的功效，簡單來說，精油就如同西方人的中草藥，具有藥理特性，並以按摩、泡澡、薰香等方式，經由呼吸或皮膚吸收進入體內，達到預防身心靈疾病與保健的功效。

·02· 精油和香精
大不同

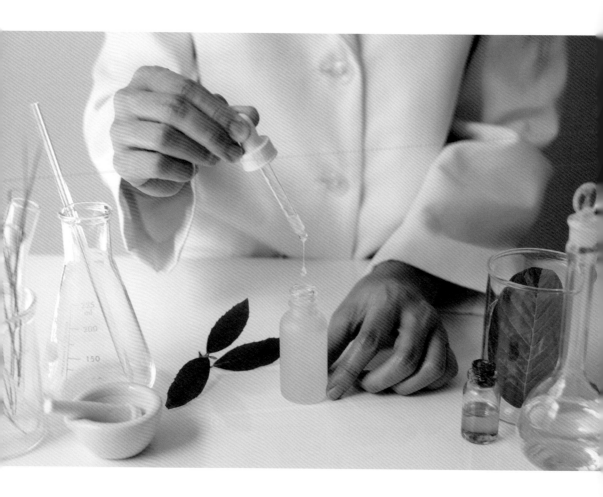

「育歆啊～你們在用的那個香精啊…」，通常只要聽到有人這樣問，我常會忍不住打斷對方：「是精油」，對方才會問：「有什麼不一樣嗎？」

我想這是芳療人的偏執，或許一般民眾認為，夜市裡賣的一罐兩三百元的油也是精油，和專櫃百貨裡賣的兩三千元的不都是一樣的東西嗎？但對我們來說，它們是完全不一樣的東西。

「　天然精油，可以從天然植物中萃得其精質，這些精油的油囊會存在植物的不同部位，如：花朵、葉子、木頭、根部、樹脂、果皮等，再透過不同的萃取方式，如：蒸餾、壓榨、溶劑萃取法等，將植物的精油萃取出來。而透過蒸餾法萃取的精油，通常會附加另一個產物：純露，這些成品就如同中草藥般具有身心的療效。」

而香精並非天然的產物，它是透過化學合成的方式製作出來的，主要的功能是增添香氣，並沒有如同中草藥般的療效。或許有的香精會含有一些精油，不過整體比例來說還是以化學合成為主。

另外，香精裡通常會添加界面活性劑、定香劑或酒精類的成分，為了融合或增加其揮發性，而這樣的添加其實對人體沒有太多的好處，可能也

會危害人體。

如已故的毒物專家林杰樑醫師也提到，香氛產品中常見的鄰苯二甲酸酯類，它是優良的溶劑及膠合劑，也會添加在香水、化妝品、保養品、清潔劑及個人清潔用品裡，如洗手乳、沐浴乳之中，做為定香劑，國人長期使用下來，姑且不論透過皮膚會吸收多少，最重要的是這些添加物透過清洗後流入下水道，可能會對環境造成污染，儼然變成一種環境荷爾蒙。

這樣的成分作用類似雌性素（estrogen），可能使女童性早熟，並使成年女性發生乳癌、子宮內膜癌的風險升高，同時會降低男性體內的雄性素（androgen）濃度，影響男童生殖器官的發育以及成年男性的生殖能力。此外，鄰苯二甲酸酯類也容易造成兒童過敏及成人發生代謝症候群，例如肥胖；在動物實驗中，則顯示可能會引起肝癌。

還有，到現在偶爾還會有人問我精油會爆炸嗎？其實，這樣的觀念大概來自於二十年前，有一款香氛精油類的產品，需要用點火加熱的方式來擴散薰香，那時有許多負面新聞，如使用精油造成民宅失火之類的報導，因引燃的比例不低，最後衛生署檢驗該產品，發現內含高比例的異丙醇（工業上常用的酒精類），也因為它燃點低，所以使用不慎就容易燃燒。

另外，異丙醇加熱後也容易讓人頭暈、頭痛、噁心嘔吐等。上述的添加物不應該出現在純天然精油中，純精油是不會爆炸的。

　　所以，精油和香精是完全不一樣的東西，不管是要拿來療癒身體，或者放眼到對環境的傷害，天然精油都還是比較好的選擇。目前市面上的「精油」產品琳瑯滿目，我會建議去專門販售精油的店家購買更好，而非多元商品販售的店家。另外，選擇信譽良好及可以提出商品證明的品牌較值得信賴。

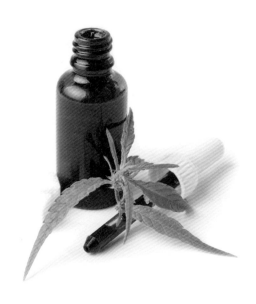

·03· 精油的好伙伴：
基底油與純露

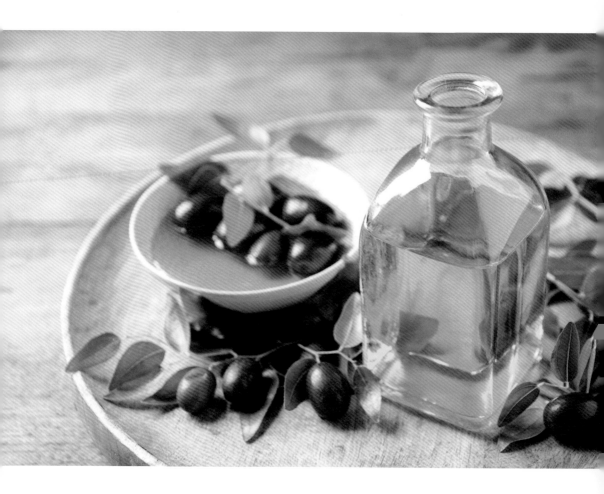

在芳香療法的世界裡，最受人矚目的是精油，但別忘了還有基底油與純露，有人會說它們是配角，協助稀釋調配，但如果你也懂得運用，單用一種基底油也能產生調理的效果，並非拿來輔助調配而已。

基底油也有調理身體的效果

精油不是油，因為它不含脂肪酸，可是有許多人使用精油相關產品時，都有油油的感覺。其實是因為這些精油產品中，加了基底油。通常添加基底油的目的，主要是稀釋精油的濃度，另外也能增加按摩時的延展性。

「我們的肌膚是一個很好的保護屏障，一般來說，脂溶性與分子夠小的物質才能滲透皮膚。而基底油的英文為 "Carrier Oil"，其中 "Carrier" 的意思就是載體，精油搭配基底油後，便能提高肌膚對精油的吸收度，將精油的小分子充分帶入皮膚和血液循環中。」

在芳療中使用的基底油，一樣都是從植物中萃取出來的，可以透過冷壓或是浸泡的方式取得，皮膚也較易吸收。不過，食用油會用高溫壓榨而成，使得部分的營養流失，即使冷壓，為了要符合食品衛生標準，因此需

要加點工，這樣會使食用油的吸收能力，比芳療專用的基底油差一點。另外，有些人可能會選用礦物油，但因礦物油的分子過大，無法有效地被肌膚吸收，所以，我們最不推薦使用礦物油來調合精油。

大多數的基底油，主要含不飽和脂肪酸，較不穩定且易氧化，但是荷荷芭油、椰子油、棕櫚油等除外，因主要含有飽和脂肪酸，所以穩定性較高，較易保存。透過以下介紹，我們可以得知要如何選購基底油：

1. 瓶身上應該要標示清楚使用期限。

2. 基底油的有效期限，在未開封且陰涼保存的情形下，大多可存放 1～2 年，有的可達 3 年。開封後，建議即早用完，將瓶蓋鎖緊並放到冰箱冷藏室，有助於保存。

3. 至於含有飽和脂肪酸的荷荷芭油、椰子油、棕櫚油，效期通常可到 5 年以上。若你買到的此類基底油已經產生油耗味，有可能是品質不良，或是混搭到葡萄籽油、葵花油等含有不飽和脂肪酸的基底油。通常此種油品僅需陰涼保存，若放到冰箱冷藏會凝固，只要放在室溫下就能回復液狀。

4. 可以稍微搖一搖，看看裡面是否有混濁的沉澱物或雜質。

5. 購買時請斟酌自己的用量。大量購買很容易用不完而氧化，所以建議買需要的分量就好。

大多數的基底油，都是透過冷溫的壓榨方式取得油脂，只有少數幾款基底油，是將花材浸泡在基底油中取得油脂，如聖約翰草、金盞花、山金車油等。通常浸泡方式取得的油，功效都會比較明顯，有時不需加精油，也有療效。以下為七種常見的基底油——

荷荷芭油

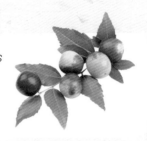

植物
介紹

學　　　名·*Simmondsiachinensis*
科　　　別·黃楊科
萃取方式·冷溫壓榨法
萃取部位·種籽

建議使用方式

可 100% 濃度使用。直接使用，也可與其他基底油混合使用。若不喜歡用容易產生油耗味的植物油，則可選擇極穩定的荷荷芭油，不用擔心氧化。

傳統使用法

美洲原住民會將荷荷芭油塗抹在皮膚與頭髮上，來對抗沙漠的乾燥氣候，或是緩和疼痛、治療眼睛發炎。

療效特性

荷荷芭油的成分與抹香鯨油類似，如同植物性的液體蠟，穩定性及耐熱性強，與肌膚的相容性高，可穩定膚況，這對敏感性肌膚、乾性肌膚的人是很重要的。荷荷芭油含有一種消炎分子，即使用在青春痘的肌膚也不用擔心會有負擔，反而有治癒的療效。它具滋潤效果，也可用來消除妊娠紋，與玫瑰果油搭配更能強化效果。

注意事項

溫和不刺激。

澳洲胡桃油

Macadamia Nut oil

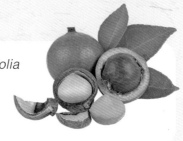

植物介紹

學　　名・*Macadamiaternifolia*
科　　別・山龍眼科
萃取方式・冷溫壓榨法
萃取部位・種籽

建議使用方式

可 100% 濃度使用。直接使用，也可與其他基底油混合使用。很適拿來做臉部的保養用油。

傳統使用法

可用來製作沙拉醬或麵包沾醬；用來塗抹在身上，為日曬後的皮膚修護。

療效特性

含有大量的棕櫚油烯酸，這種成分通常很少存在於植物油中，而且它與皮膚分泌的皮脂相似度高。專家發現在更年期期間，皮膚裡的棕櫚油烯酸含量會大幅降低，因此使用澳洲胡桃油可延緩皮膚細胞老化，而且它的延展係數佳、活性穩定不易變質，讓澳洲胡桃油成為極佳的天然護膚油。

注意事項

無毒、無刺激性。

Sesame oil

芝麻油

植物
介紹

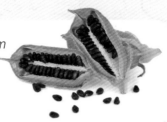

學　　名・*Sesamum indicum*
科　　別・胡麻科
萃取方式・冷溫壓榨法
萃取部位・種籽

🌿 **建議使用方式**

通常取 20% 濃度添加其他純植物油一起使用。用於全身療程與局部保養都很適合。

🌿 **傳統使用法**

除了食用，印度的傳統阿育吠陀（Ayurveda）療法中，會使用溫熱的芝麻油來做全身的淋巴排毒淨化。

🌿 **療效特性**

印度古代阿育吠陀（Ayurveda）的學者指出，芝麻油是「油中之冠」，因為它有非常好的抗老、抗發炎、抗病菌、淨化、滋養功效。芝麻油按摩頭皮可減少掉髮、減少頭皮屑，讓頭皮滋潤，讓頭髮豐盈、色澤亮麗。另外可將芝麻油用於「油漱法」，它是源於印度阿育吠陀（Ayurveda）的療法，是將植物油使用於口中，可以淨化口腔、強化牙齒、減少口腔細菌孳生及發炎現象。也可以每星期用芝麻純油按摩全身，靜待 20 分鐘，沖淨，有淨化與排毒作用，而且滋潤效果非常好，是極佳的按摩用油。

🌿 **注意事項**

對芝麻過敏者請小心使用。

葡萄籽油

植物介紹

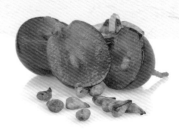

學　　名·*Vitis vinifera*
科　　別·葡萄科
萃取方式·冷溫壓榨法
萃取部位·種籽

建議使用方式

可 100% 濃度使用。直接使用，也可與其他基底油混合使用。很適拿來做卸妝油與按摩油。

傳統使用法

酵母自然存在於葡萄的表皮上，後來成為最早的人工製造微生物，並促成酒精飲料（葡萄酒）的發明。在中國，最早始於殷商時代，人們就已經知道採集並食用各種野葡萄了。

療效特性

含豐富的維生素、亞麻油酸、多酚，適合各種肌膚使用。它是高效抗氧化和清除自由基的美容護膚保健品，且易於皮膚結締組織吸收，可協助保護皮膚免受紫外線損害，達到滋養皮膚、減少皮膚病和皺紋的效果，甚至能消除疤痕。可直接塗抹，或當作與精油混合的基礎油，具有溫和、容易吸收的特性。

注意事項

無使用上的禁忌。

胡蘿蔔油

植物介紹

學　　名・*Daucus carota*
科　　別・繖形科
萃取方式・浸泡萃取法
萃取部位・根部浸泡葵花油

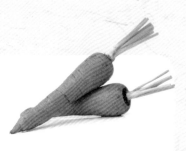

建議使用方式

不可 100% 濃度直接使用，請搭配其他基底油，加入 1～5% 胡蘿蔔油，適合調製成臉部及護膚保養用油。

傳統使用法

胡蘿蔔又稱紅蘿蔔，又有「東方小人參」的稱號。原產亞洲西南部，栽培歷史在兩千年以上，幾千年來在世界各國相傳。中國明朝李時珍的《本草綱目》記載，胡蘿蔔能「下氣補中，和胸膈腸胃，安五臟，令人健食，有益無損」。

療效特性

含豐富的維他命 A 及抗氧化功能，是十分滋養的基礎油，特別有益於乾燥、老化、容易發癢的肌膚，對於溼疹、牛皮癬等問題性肌膚有促使皮膚再生、抑制皮膚發炎的功能。具備強力的抗氧化特性，是一種天然的防曬物，能夠過濾紫外線的輻射，並幫助植物及人類抵禦環境中的有害物質。另外還具有促進上皮細胞增生，縮短角化時間等功能，並可以使角化細胞迅速脫落，很適合製作防曬類產品。

注意事項

濃度過高會造成色素沉澱。

金盞花油

Calendula oil

植物介紹

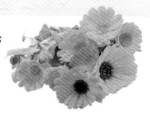

學　　名・*Calendula officinalis*
科　　別・菊科
萃取方式・冷溫壓榨法
萃取部位・花朵浸泡葵花油

建議使用方式

可 100% 濃度使用。直接使用,也可與其他基底油混合使用。

傳統使用法

金盞花萃取液具有鎮定、舒緩、促進皮膚傷口癒合等功效;歐美人喜歡將金盞花油做為乾燥肌膚的潤膚保養品。據說英國人非常喜歡喝金盞花茶,認為金盞花有治療頭痛和牙痛的功效。金盞花油加上薰衣草精油,也可治療皮膚病。

療效特性

對皮膚有很好的滋潤、抗炎、細胞再生作用。濕疹、異位性皮膚炎、青春痘、皮膚凍傷、尿布疹、皮膚病、疤痕、靜脈曲張以及擦傷等都有效。具有止痛效果,對於肌肉痠痛、輕微扭傷具有不錯的效果。

注意事項

使用金盞花產生副作用的情況是非常罕見的,有些人可能本身有皮膚起疹的經驗,所以必須先測試是否會有過敏反應。

聖約翰草油

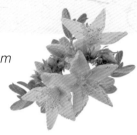

植物
介紹

學　　名·*Hypericumperforatum*
科　　別·金絲桃科
萃取方式·浸泡萃取法
萃取部位·花朵浸泡葵花油

建議使用方式

可 100% 濃度使用。直接使用，也可與其他基底油混合使用。

傳統使用法

這種植物的古希臘名為 Hypericon，是「上面的偶像」的意思，也因此暗指此藥草有驅邪的保護作用。早在幾千年以前，十字軍聖戰期間，當時的騎士們都以這種植物來治療傷病。

療效特性

聖約翰草浸泡油可強化患部的血液循環，所以敷在扭傷或撞傷的瘀血部位，能有效消炎散瘀，讓傷處加快復原。主要針對皮膚創傷、燒燙傷、割傷、蚊蟲咬傷及瘀傷都有很好的效果。具有止痛、抗發炎的功效，對肌肉疼痛、關節炎、痛風、風濕都不錯。還能調理頭皮屑、青春痘、溼疹、靜脈曲張。也可解決輕微燒燙傷和日曬傷，以及沮喪及憂鬱方面的問題。

注意事項

1. 孕婦與幼兒禁止服用。
2. 與安眠藥類或者抗憂鬱藥合併服用，會有藥效加乘的作用。所以建議最好由專業人士或者醫生指示使用。
3. 在西方有用聖約翰草做成的食品，使用後不可以喝酒。

純露被稱為療癒之水

純露的英文名是「Hydrosol」，來自拉丁文的「hydro（水）」和「sol（溶液）」的結合。另外，Hydrolat、Floral water 及 Herbal Water 也是指純露。植物精油透過蒸餾的方式萃取，使植物內的水分和蒸汽融和後，集結下來的水產物，即是純露。

每一種純露都具有獨特的味道，同一種植物萃取出來的精油與純露氣味可能相似，也有可能相差許多。而且純露裡面也含有極微量的精油，大約佔總體積的萬分之二。

純露除了含有微量精油分子外，還有植物的水溶性物質及礦物質，和精油有類似的療效，卻比精油溫和，而且不稀釋就可以用在皮膚上，甚至可以安全地用來調理懷孕的婦女、小嬰兒和寵物。

混充的純露製作法

台灣市面上許多相關的產品，其實本質上不能稱為芳香療法的正統「純

露」，因為有以下幾種不符合標準的製作方法：

1. 將精油以酒精或甘油乳化之後，再加入礦泉水。用甘油乳劑＋精油調製＝假純露，上下搖晃會起很多泡沫，30 秒內不易消退。用酒精＋精油調製＝假純露，含有酒精味。（請勿飲用，可能會增加皮膚過敏、皺紋及斑點）

2. 用人工香精、少量純露及水混和。

3. 用濃縮純露加水混和。

4. 用乾燥花煮沸的水。通常開封後 3 天就發霉 ，就像泡茶 3 天不喝就酸敗 。

純露和精油的比較		
	純露	精油
刺激性	溫和，可以視情況直接使用在皮膚上	未經稀釋，不建議在皮膚上使用
身體對劑量的負荷	安全	一定要稀釋才不致造成傷害
敏感的體質	適合使用	有些狀況不適合使用
使用方式	• 外用（當化妝水直接塗抹使用、噴霧、濕敷） • 內服（品質良莠不齊，不建議）	• 外用（按摩、薰香、塗敷、噴霧） • 內服（刺激性大，不建議）

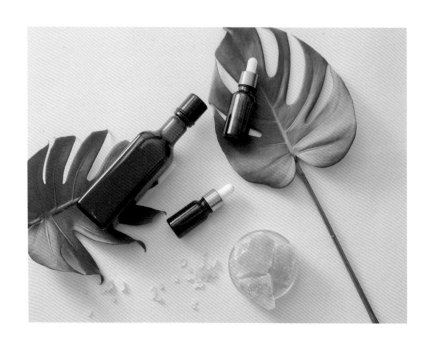

純露的保存方法與選購要素:

1. 保存期限:注意廠商標示的保存期限或蒸餾日期,大多為 1 ～ 3 年。

2. 包裝材質:玻璃瓶或高品質的塑膠材質。

3. 保存方法:最佳保存溫度是 10 ～ 13 ℃,建議純露放在冰箱冷藏室。

4. pH 參考值:新鮮的純露多為弱酸性。

5. 外觀與氣味:檢視瓶中的水溶液是否清澈透明,味道是否有發酸變味 (天然的純露會有些微的發酵味或草本味,但不應該是過度的發酸)。

6. 保存空間:避免陽光直射。

以下為六種常見的純露——

天竺葵純露

天竺葵種類有七百多種，但只有極少數品種可萃取出精油。其中波旁天竺葵精油呈淺黃色，略帶玫瑰香氣，女性必備精油之一，又稱為「窮人的玫瑰」。

學　　名／	*Bourbon geranium*
科　　別／	牻牛兒科
萃取方式／	蒸餾法
萃取部位／	葉
穩 定 性／	穩定性適中
適用膚質／	適合所有肌膚
氣　　味／	天竺葵純露，帶有類似玫瑰甜美的氣味之外，並多了青草的氣息。

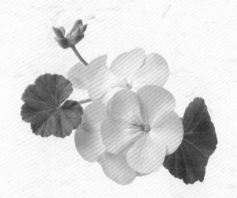

外用功效

1. 清涼、平衡油脂分泌、保濕、收斂；修復皮膚粗糙及乾燥問題；舒緩曬傷、紅疹、發紅及昆蟲咬傷。若你感到潮熱時，噴灑純露有散熱降溫之效。
2. 天竺葵也具有止血作用，能迅速緩減或停止流血，並且可用於清洗傷口或切割傷口，並且對於傷痂滿佈的膝蓋非常有效，能止癢並促進痂塊下的新生皮膚癒合。
3. 因香氣會為情緒帶來「令人產生美好感受」的純露，能平衡陽性與陰性的精神能量。

玫瑰純露

　　自古以來玫瑰純露都是護膚、天然化妝水的原料，由於保濕、回春、催情、增加魅力等這些功效性太強大，所以其他特殊作用常被遺忘。《本草正義》對玫瑰花的功效早有定論：「玫瑰花，香氣最濃，清而不濁，和而不猛，理氣活血，芳香諸品，殆無其匹。」保加利亞玫瑰具有優越的美容功效，可使氣色變紅潤、肌膚變亮白，有很好的保濕效果，是對肌膚溫和且無刺激的上等保養品。

學　名 /	*Rosa xdamascene*
科　別 /	薔薇科
萃取方式 /	蒸餾法
萃取部位 /	花
穩定性 /	穩定性好
適用膚質 /	適合中性、成熟、敏感、黯無生氣的肌膚
氣　味 /	因用蒸餾法提煉，經過高溫高壓就有微微水果發酵的味道，當你聞過真正的玫瑰純露後，會立刻明白原來市場上充斥著這麼多人工的玫瑰純露。

外用功效

1. 對於皺紋肌膚、敏感肌膚、恢復肌膚彈性、皮膚病、傷口、酒糟鼻護理、幫助肌膚活力彈性與光澤、緊緻毛孔、舒緩保濕、使肌膚呈現飽滿水嫩的柔皙感都有效果。特別對成熟、乾燥或敏感性肌膚，能收縮皮下微血管，所以被用來治療微血管破裂。
2. 玫瑰純露幾世紀以來，被用在治療眼睛發炎和結膜發炎。也可改善黑眼圈。
3. 試著用它泡澡，以放鬆及重新恢復活力。也可取少許分量加入水中坐浴，尤其適合生產後的婦女，能幫助傷口癒合及保持會陰清潔衛生。
4. 能刺激皮膚、加快臉部血液循環，除了幫助排走廢物，也讓臉色更紅潤。對於生活作息不正常而造成氣色差的人來說，也能調理肝臟以及婦科荷爾蒙，進而恢復好氣色。
5. 心靈方面，玫瑰令你珍惜及愛護自己，修補脆弱心靈，能給予心靈慰藉。

柚花純露

每年 3 月下旬到 4 月上旬,是台灣八里文旦柚花開的季節,柚子花具有行氣、除痰、鎮痛的功效,能治胃脘胸膈間痛。據說清代宮廷御醫就專門派人採摘柚花給王室使用。而李時珍也認為,柚花有「長發潤燥」的功效。

學　　名／ *Citrus maxima*
科　　別／ 芸香科
萃取方式／ 蒸餾法
萃取部位／ 花
穩 定 性／ 穩定性高
適用膚質／ 中、乾性膚質適用
氣　　味／ 清新、高雅溫柔的
　　　　　 花香調

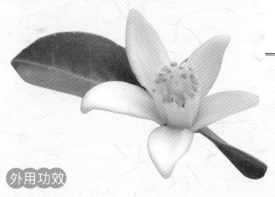

外用功效

1. 對於皮膚乾燥、缺水、脫皮等狀況,具有補水保濕的效果,也具有輕微抗發炎、鎮靜收斂的效果,是女性皮膚保養的極佳選擇。
2. 當肌膚乾燥缺水或冒油、毛孔粗大時,以化妝棉沾溼後,輕輕擦拭於皮膚上,可同步補水、鎖水及平衡油脂,保濕控油兩相宜;另外有香氛定妝的作用,於完妝後噴灑,以柚花香氣穩定完美底妝,能自然提亮;卸妝後再次搭配卸妝棉,可溫柔清潔且收斂肌膚油脂。
3. 使用在頭髮上具有順髮防糾結的效果。
4. 其香氣具有穩定情緒抗焦慮的功效。

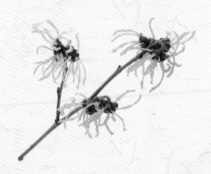

常·見 純·露
— 04 —

金縷梅純露

人們在 17 世紀，初次到達美洲時，就發現印第安人已經使用金縷梅。這些早期移民很快就知道用它來治療各種疾病。這種提取物來自金縷梅的葉子和樹皮。直到現在，金縷梅仍然被廣泛地運用在不同地方。

學　　名 /	Hamamelis virginiana
科　　別 /	禾本科
萃取方式 /	蒸餾法
萃取部位 /	葉、樹枝（皮）
穩 定 性 /	穩定性適中
適用膚質 /	油性、粉刺膚質適用
氣　　味 /	乾淨、新鮮，略帶草本的氣味

外用功效

1. 由於具收斂性，它可以清除皮膚上多餘的油脂並收緊毛孔，並具有良好的抗菌作用。可用於粉刺與痘痘型肌膚。另外可舒緩皮膚的發紅、出疹、搔癢、腫脹以及脫皮，非常推薦做為鬍後水使用，可舒緩和鎮靜肌膚，對於敏感皮膚或頭皮也具有療效。
2. 幫助減輕炎症和腫脹，尤其是輕度運動損傷和肌肉拉傷引起的腫脹。可舒緩風濕，也可舒緩靜脈曲張、痔瘡。
3. 濃度用量 1 ～ 20%。建議與其他成分混合使用勿超過 20%的濃度。

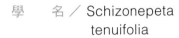
荊芥純露

本品為唇形科一年生草本植物荊芥的地上部分。主產於江蘇、浙江及江西等地。喜溫暖濕潤氣候，喜陽光充足，怕乾旱，忌積水。最適宜在疏鬆肥沃、排水良好的砂質壤土、油砂土、夾沙土中生長。味辛，性微溫。歸肺、肝經。功效是解表祛風、解毒透疹。

學　　名	Schizonepeta tenuifolia
科　　別	唇形科
萃取方式	蒸餾法
萃取部位	葉
穩 定 性	穩定性適中
適用膚質	油性膚質適用
氣　　味	新鮮清新的藥草味

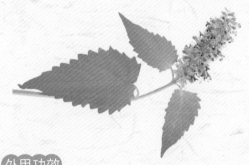

外用功效

1. 解熱、退紅、止癢、止血作用。
2. 具抗病原微生物作用，對於金黃色葡萄球菌、白喉桿菌、痢疾、傷寒桿菌、痢疾桿菌、綠膿桿菌和人型結核桿菌均有一定的抑制作用。
3. 適用於皮膚病、皮膚過敏發紅及抵抗力低者。可每天睡前濕敷。
4. 可增強皮膚血液循環，增加汗腺分泌，有微弱解熱作用。
5. 有一定的鎮痛和抗炎作用，後者的作用較強。

薰衣草純露

薰衣草為唇形科薰衣草屬,原產於地中海沿岸、歐洲各地及大洋洲列島,在羅馬時代就已是相當普遍的香草,因其功效最多,被稱為「香草之后」。自古就廣泛使用於醫療上,莖和葉都可入藥。使用薰衣草純露的感受,就像走在大自然的農莊中,讓人完全放鬆舒緩。假如夏日午後,萬里無雲的晴空下有花草香味的話,那就是薰衣草純露的香氣。

學 名 /	*Lavandula angustifolia*
科 別 /	唇形科
萃取方式 /	蒸餾法
萃取部位 /	花、葉
穩 定 性 /	穩定性適中
適用膚質 /	適合所有肌膚
氣 味 /	薰衣草純露沒有薰衣草精油的味道濃烈,比較偏向草本的香味。

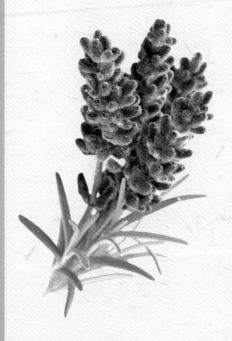

外用功效

1. 鎮靜舒緩肌膚。曬後肌膚也很適用,甚至可以幫助乾燥受損的皺紋肌膚再生,因此非常適合作為卸妝液或化妝水,也適合作為男性的鬍後水。壓力大頭痛時,還可以用來濕敷額頭、頸部和肩膀。可以幫小朋友清潔割傷部位,舒緩疼痛
2. 感。還可以平撫易怒、傷心、生氣的情緒。還可以加在洗澡水中,幫新生兒泡澡、清潔小屁屁,改善尿布疹。也能噴在枕頭上或衣服上,讓寶寶更加好眠。

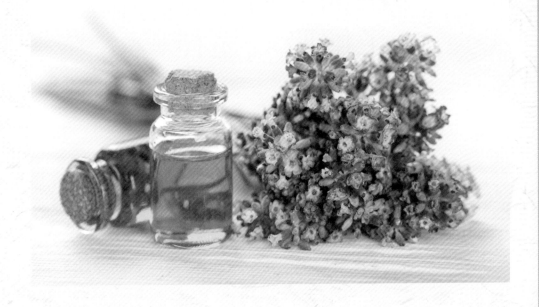

3. 具有平衡調整肌膚油脂分泌的功效，對於油性皮膚非常適合。在潔膚後，可以代替爽膚水，它也可以促進細胞再生，達到預防色素沉著和淡化暗瘡印的功效。還可以改善脆弱、疲勞的肌膚。舒緩蚊蟲叮咬。

4. 換季的時候，可以在每天用的漱口水內添加少量的薰衣草純露，進行漱口。必要的時候直接使用純的薰衣草純露漱口，可以緩解感冒和扁桃腺發炎的不適。當然，如果遇到嚴重的狀態，還是建議及時就醫。

5. 對於口腔潰瘍有止痛與促進傷口癒合的效果。

精油人體之旅，了解吸收途徑

·04·

在芳香療法的領域中，精油最主要的效能是透過芳香分子從四個途徑進入身體。最安全且有效的方式是皮膚與呼吸道吸收的方式，至於口服與直腸吸收，易造成身體的負擔，所以不建議。一般來說，精油用於解決情緒、呼吸道的問題，或當作環境香氛、清潔用品等，透過薰香的方式就可以達到效果。其他的狀況包含前面所說的情緒、呼吸道問題，以及水腫、經期不適困擾、腸胃問題、皮膚調理等，都還是建議以皮膚吸收的效果最好。

一、經由皮膚進入

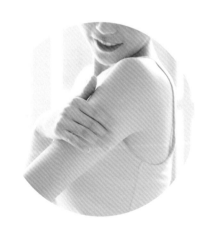

皮膚是我們對抗外來物質的第一道防線，但並非無法吸收物質，這些物質是否會被皮膚吸收，和物理性及化學性質有關，如脂溶性、極性、分子大小、重量和分佈等。

「由於精油分子小，脂溶性高，再經植物油稀釋，可以輕易地透過皮膚進入身體。多數的精油一旦接觸身體以後，會在 20 秒鐘左右被皮膚吸收，大約 20 分鐘後進入體內的血液循環到達目標器官，並根據精油的揮發性質，在體內停留 6 ～ 8 個小時及進行工作，大約 24 小時後可透過糞便、尿液、排汗等方式排出。」

過去就有專家學者們發現，使用不同的精油後，在血液中偵測到精油被吸收的時間如下：

- 1,8 桉油醇（1,8 cineole）、α - 蒎烯（α -pinene）：只需 20 分鐘。
- 尤加利（eucalyptus）、丁香酚（eugenol）：需 20 ～ 40 分鐘。
- 佛手柑、檸檬、茴香（aniseed）：需 40 ～ 60 分鐘。
- 薰衣草、天竺葵及肉桂醛（cinnamaldehyde）：需 60 ～ 80 分鐘。
- 芫荽 （coriander）、薄荷（peppermint）、牻牛兒醇（geranniol）：需約 2 小時。

另外，精油較易通透、被吸收的部位：生殖泌尿系統、額頭、頭皮、腳部、臀部、手部、腹部。

精油易被吸收的部位

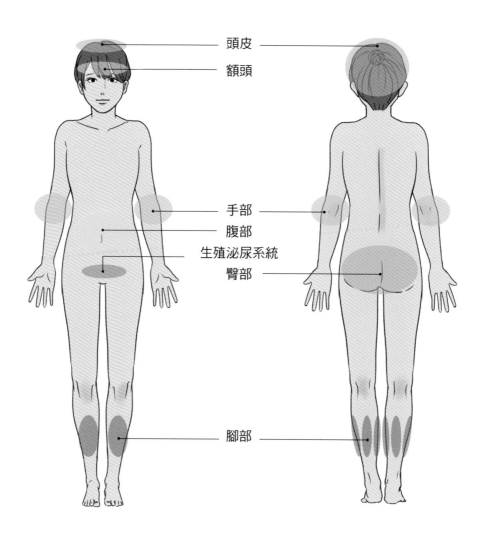

頭皮
額頭
手部
腹部
生殖泌尿系統
臀部
腳部

二、經由呼吸道進入

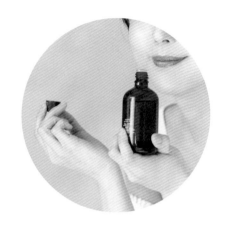

　　精油以嗅吸的方式進入身體，直接經由嗅覺而影響邊緣神經系統，能調節情緒、自主神經系統及內分泌。除此以外，精油的化學分子也會經由鼻腔膜吸入進到肺部，所以有呼吸道問題時，可以直接使用具有調理呼吸道功能的精油。

　　「透過薰香是很好的方式，少部分的精油分子進入肺部後，也可以被呼吸道、支氣管等吸收，剩餘的芳香分子則透過體循環、肺循環，作用在身體各部分。」

　　近期日本也發現，透過精油薰香有助於失智症（Alzheimer's disease）患者緩解病情。有些人會提出疑問，失智症患者大多有嗅覺異常或喪失的狀況，聞不到還會有效果嗎？事實上精油薰香吸入後，其精油分子還是可以直接影響到邊緣系統的調節，少部分精油一樣能透過血液循環在身上作用而達到效果。

嗅吸精油後，在體內的作用途徑

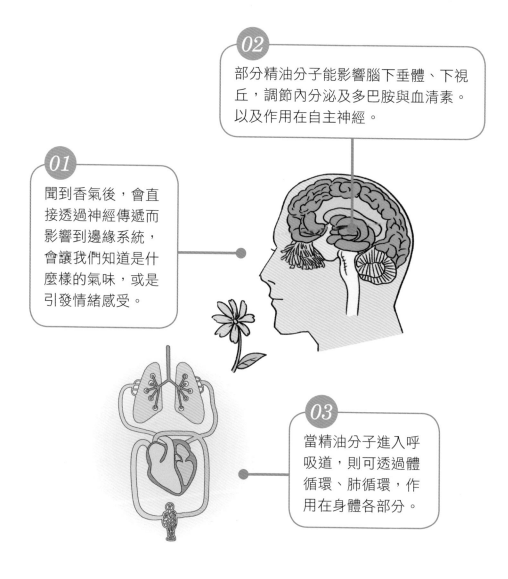

01
聞到香氣後，會直接透過神經傳遞而影響到邊緣系統，會讓我們知道是什麼樣的氣味，或是引發情緒感受。

02
部分精油分子能影響腦下垂體、下視丘，調節內分泌及多巴胺與血清素。以及作用在自主神經。

03
當精油分子進入呼吸道，則可透過體循環、肺循環，作用在身體各部分。

三、經由口服進入

　　口服精油的吸收部位，主要為口腔黏膜組織、胃及腸。口服精油有許多需要注意的地方，比如濃度上需更加小心，大多需要用植物油稀釋，並配合抗胃液膠囊盛裝吞服，或者在 1000cc 的水中滴入 1 ～ 2 滴的精油，搖晃後再服用。

　　但是，精油在消化道吸收後，會直接進入腸肝循環、全身的循環系統，再到標的器官，這樣的方式其實會增加肝臟的負擔。再者，精油對皮膚有一定的刺激性，口服通過更脆弱的黏膜部位吸收，容易產生刺激反應。所以，口服的方式具有一定程度的危險性，也會累積傷害，一般來說不建議輕易使用。

　　如果真的想口服，需經過專業資深的芳療師指導。以我的觀念認為，喜愛芳療的人應該不希望造成身體的負擔，透過嗅吸與皮膚吸收安全又有效，不需要透過口服的方式來達到效果。

四、以栓劑形式從肛門或陰道黏膜進入

　　用肛門栓劑的形式使用精油，還是會進入腸肝循環，增加肝臟負擔，也可能會刺激肛門黏膜。陰道也是黏膜組織，同樣易受到刺激。一般建議，將精油調至安全濃度，再塗抹到生殖泌尿道與肛門口，一樣可以達到效果。

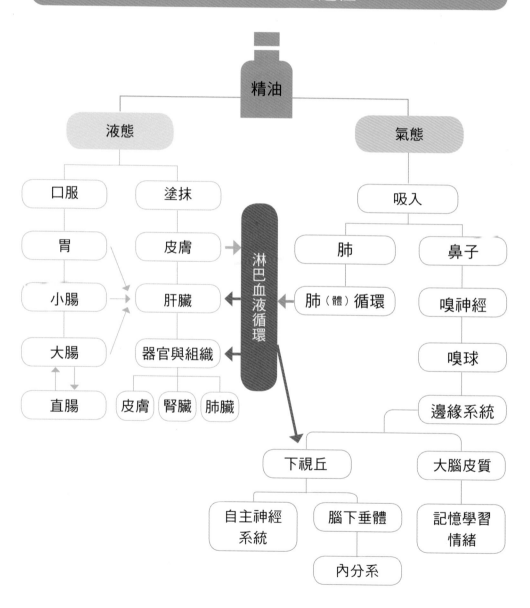

精油進入人體的途徑

精油

液態
- 口服
  - 胃
    - 小腸
    - 大腸
      - 直腸
- 塗抹
  - 皮膚 → 淋巴血液循環
  - 肝臟
  - 器官與組織
    - 皮膚　腎臟　肺臟

淋巴血液循環 → 肝臟

氣態
- 吸入
  - 肺
    - 肺（體）循環 → 肝臟
  - 鼻子
    - 嗅神經
    - 嗅球
    - 邊緣系統
      - 大腦皮質
      - 記憶學習情緒

淋巴血液循環 → 下視丘
- 自主神經系統
- 腦下垂體
  - 內分系

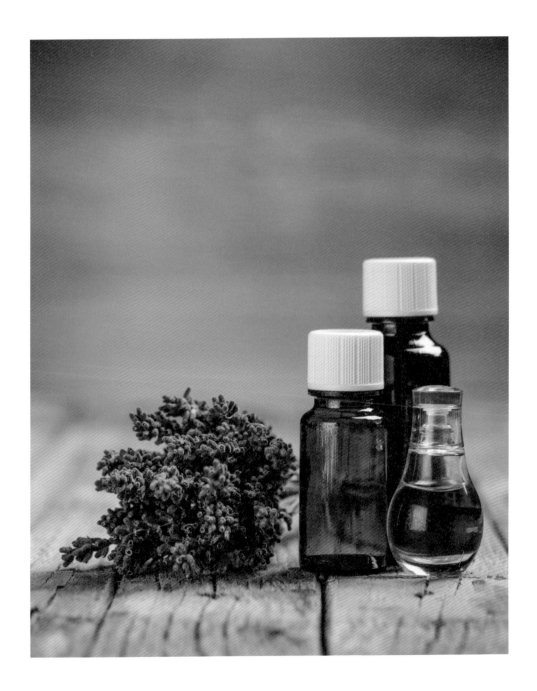

精油使用
注意事項與保存

關於精油的使用，我時常會舉個例子，比如水是好東西對人體有益，但喝多了也會造成「水中毒」，在精油上的使用也是，精油的好處很多，相對安全，但當你使用方式不正確時，也會造成身體的傷害與負擔，所以，請大家還是謹守安全的規範。

精油使用注意事項

1. 許多精油中含有光毒性或光敏感物質，如歐白芷、檸檬馬鞭草、佛手柑、小茴香等，使用後請避免皮膚接受日光的照射，以免輕則皮膚變黑，重則灼傷起水泡。白種人因為基因的關係，比黃種人或黑人更容易有光毒性問題。

2. 不建議將 100% 的純精油直接用在皮膚上，因為容易被精油灼傷或刺激，會使皮膚產生紅、癢、痛及發炎的現象。通常是局部反應，發作時間較短，可立即以未添加精油之基底油塗抹，即可有效緩解，嚴重者再以純露濕敷。

3. 不建議內服，因為容易造成黏膜的刺激與傷害，也會增加肝臟的負擔。

精油的使用方式分成幾大類，其中，口服和栓劑是較不建議的方式，其他使用方式可以延伸與多元運用。

一、吸入法

吸入法（薰香）是一種十分簡便的精油使用法。人類的嗅覺能分辨約 10,000 種不同的氣味，大多數的人只能認得出大約 1000 種氣味。

> 「當我們吸入精油的時候，芳香分子進入鼻腔，並且接觸到鼻腔頂端的黏膜組織，上面佈滿著嗅覺接收器，一旦受到芳香分子的刺激會轉為神經衝動，再透過嗅神經直接傳遞到邊緣系統，進而影響情緒。」

另外，吸入法也很適合拿來處理呼吸道問題，因芳香分子會直接作用在呼吸道黏膜上，所以當有情緒問題（失眠有不少是因情緒引起）、呼吸道問題，就很適合使用吸入法。以下是各種吸入法的使用說明：

- 儀器薰香：可藉由水氧機、擴香震盪儀或薰香燈等儀器，滴入 100%

的精油，來達到效果（家中有老人、小孩或寵物，建議使用水氧機比較好，因為擴香震盪儀噴出的芳香分子濃度太高）。

- **手帕**：在面紙、手帕或枕頭布上，滴 2 ～ 3 滴精油，藉由揮發方式來吸入。
- **熱水蒸氣法**：藉由熱水蒸氣吸入，通過呼吸系統，再進入血液。將精油滴入熱水容器或水氧機中，同時以口與鼻吸入精油轉化的水蒸氣，可治療呼吸系統的問題。
- **薰香隨身瓶**：頸部配戴薰香隨身瓶，藉由呼吸方式隨時可達到效果。
- **雙掌擦拭法**：將 2 ～ 3 滴純精油滴在手掌上摩擦，再放至鼻前，深呼吸數回，或將精油拍在衣服上，讓香氣在身上釋出。
- **噴灑法**：先準備 1/3 酒精，滴入想要的精油，再加入 2/3 純水，充分混合搖勻後噴灑於室內或車內，可快速清新空氣，也可製作成防蟲噴劑。若製作乾洗手噴霧或防蚊噴霧精油，濃度為3～5%，若不使用在皮膚上，精油濃度可5～10%。不建議作為化妝水使用。

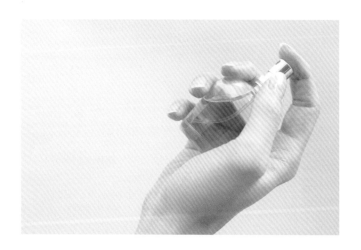

二、泡浴法

「精油分子藉由沐浴進入人體後，由鼻腔內的嗅覺接受器，傳遞到邊緣系統，調節情緒。或因為溫熱的水將我們的毛細孔打開，精油分子再由皮膚吸收進入血液及淋巴循環，進而作用在人體身上。」

以沐浴使用精油，有以下方法：

A. 泡浴法：

在泡咖啡常用的奶精球中，滴入 5 ～ 10 滴精油，混合後再加入浴缸，浸泡 10 ～ 15 分鐘；或將調製好的複方按摩油抹在身上，再下去浸泡。在浸泡時，緩慢的呼吸，享受精油分子的芳香浴。可用於舒緩壓力、焦慮、失眠、呼吸道的問題、感冒、皮膚問題，以及紓解肌肉痠痛。

注意事項 水溫不要太高，大約在 38 ～ 42℃左右，浸泡的時間不要過長。正在發燒、有開放性傷口、高血壓及心臟病患者應避免使用。敏感性膚質者，濃度需要更加小心。

B. 手腳浸泡法：

　　在臉盆或浴桶內，放入加了 2 ～ 4 滴精油的半顆奶精球，浸泡 10 分鐘。或將調製好的複方按摩油抹在腿上，再下去浸泡。（可在浴盆的底部放入彈珠，刺激手腳的穴道），適合解決四肢血液循環不良、腿部腫脹及手足皮膚的問題。

注意事項　水溫大約在 40℃左右。正在發燒、高血壓及心臟病患者避免使用，有靜脈曲張者要注意水溫。敏感性膚質者，需要更加小心。.

C. 淋浴法：

　　可使用含精油成分的沐浴乳及香皂，作全身性的清潔及按摩。或是在淋浴過程中，在淋浴間的角落滴 4 ～ 6 滴的精油，此時透過水蒸氣將精油香氣釋放出來，就可以簡單輕鬆做個精油芳香浴。

提醒　適合平時身體清潔及舒緩壓力時使用。

D. 坐浴法：

　　將 2 ～ 3 滴精油滴入半顆奶精球中，倒入臉盆中，或將精油調製成安全濃度，塗抹於臀的患部，將臀部浸泡在水中進行坐浴，因純露的安全性較高。

提醒　適合使用於產後、泌尿／外生殖器感染、痔瘡。

三、按摩法

芳香療法按摩主要來自西方，手法上多以輕柔的力道、長而延伸的按撫，以達到放鬆肌肉為最主要目的。現在也有許多人結合中醫經絡調理的概念，讓療程的效果更佳顯著。

「芳療師可以針對客人的身心需求調製精油配方，在按摩的過程中，讓皮膚與嗅覺接收精油分子，進而影響情緒及身體狀況，做全面性的調理。」

不管你有沒有學過專業的手法，我都認為家人或伴侶間的按摩是相當有撫慰舒緩的力量，這是透過陌生人無法取代的，所以很鼓勵大家，有空幫家人調個精油，用簡單的手法及撫觸，可以改善家人不適的狀況，還能增進感情或化解彼此的距離。按摩的益處有：放鬆緊繃的肌肉及情緒、增加關節的靈活度、避免肌肉纖維硬化、幫助血管及淋巴循環、增加舒適感等。

注意事項 不適合按摩的情況：心臟病、血壓問題、皮膚疾病、手術部位、外傷、骨折、關節炎、靜脈曲張、罹患癌症等。

四、塗敷法

> 「塗抹主要是經由皮膚吸收，一般情況下是使用稀釋到安全濃度的按摩油。」

例如將精油以基底油、無香精乳液稀釋，塗抹在需要的部位，如臉部、胃部、腳底等。如果有緊急狀況，有時可以使用純精油，安全性較高的是薰衣草與茶樹精油。大約取 1 ～ 2 滴，直接塗抹在需要之處，例如小部位燙傷或蚊蟲叮咬，可塗 1 ～ 2 滴薰衣草精油。

A. 冷熱貼敷法：

可以緩解疼痛、消腫和減輕發炎，例如皮膚的意外傷害、刀傷、扭傷、慢性疾病、疼痛、發燒、筋骨酸痛或蚊蟲咬傷等。可分冷敷與熱敷，先將 2 ～ 4 滴精油滴入冷水或熱水中充分混合，再將毛巾浸濕後擰乾，敷於患處。

B. 精油調配法：

再次提醒，100% 的純精油不可直接使用於皮膚上，若有緊急狀況，可使用的 100% 精油為薰衣草與茶樹，但仍不建議太頻繁，若要塗抹在皮膚上需搭配基質，稀釋到安全濃度，即可減少刺激與過敏的機率。

✔ 精油安全劑量（濃度）的建議：
- 健康的成人，全身或大範圍使用劑量是 2～3%，局部使用是 5～10%，臉部使用劑量 1～2%（敏感膚質者 1% 以下）。
- 體弱重病者、老人、孕婦、兒童（2～6 歲），使用劑量為 1～3%，局部不超過 5%。
- 2 歲以下嬰幼兒，使用劑量 0.5～1%，建議先諮詢專業人士後使用。

調配安全精油劑量（濃度）的計算法

1ml（或 1g，或 1cc）的基質視為 20 滴。如果要調配一瓶 30ml 的身體按摩油，濃度為 2%，則計算方式如下：

30ml 基底油 = 30 x 20 = 600 滴（按摩油的總劑量）
600 滴 x 2% = 12 滴→（添加純精油的總劑量）
所以要調 2% 的身體按摩油 = 基底油 30ml+ 純精油 12 滴

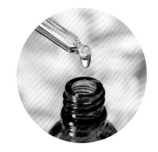

一般建議調配精油的種類以 3～5 種為宜，以上面加入 12 滴為例：挑選乳香 4 滴 + 檸檬 3 滴 + 佛手柑 4 滴 + 薑 1 滴→總量 12 滴（也可依你希望的功效或香氣喜好去調整精油的滴數）。

各種芳療用品調製介紹

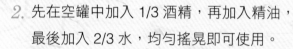

精油噴霧做法

1. 準備精油、酒精 (75%)、噴霧空罐、水。
2. 先在空罐中加入 1/3 酒精,再加入精油,最後加入 2/3 水,均勻搖晃即可使用。
3. 注意每次使用前都需搖晃均勻。如果要做抗菌性強的乾洗手或器具殺菌劑,則不需加水,可在罐中加入 75% 酒精,再加入精油。但是如果要當防蚊液使用或對酒精敏感者,則建議加水調配。

精油藥膏做法

1. 準備精油、荷荷芭油 10ml、空罐、蜂蠟3g、紙杯(或燒杯)、攪拌木棒。
2. 先找出精油配方所需之精油待用。將荷荷芭油與蜂蠟倒入紙杯(燒杯)中待用。準備一個湯鍋裝水加熱,將紙杯(或燒杯)放入鍋中,用隔水加熱的方式融解油中的蜂蠟,待蜂蠟完全融解於油中即可取出。
3. 融解後的蜂蠟荷荷芭油,立即加入精油,攪拌均勻後倒入空罐。(注意:如果硬化可再次隔水加熱,裝到空罐中至 8~9 分滿,待靜置凝固後即完成。)

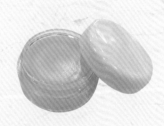

精油貼布做法

1. 準備精油、荷荷芭油 20ml、蜂蠟 3g、紙杯、木棒、紗布。

2. 先找出精油配方所需之精油待用。將荷荷芭油與蜂蠟倒入紙杯（燒杯）中待用。準備一個湯鍋裝水加熱，將紙杯（或燒杯）放入鍋中，用隔水加熱的方式融解油中的蜂蠟，待蜂蠟完全融解於油中即可取出。

3. 融解後的蜂蠟荷荷芭油，立即加入精油，攪拌均勻後倒入裝有紗布的夾鍊袋中，並用手在袋子外面推勻，將蠟油均勻沾滿紗布。（注意：如果硬化可再次隔水加熱）

4. 每次使用時，取出一片貼在患部，貼布外面可覆蓋一層保鮮膜以防止蠟沾到衣物，再用透氣膠固定即可。

精油油膠做法

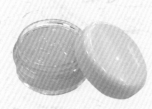

1. 準備精油、荷荷芭油 10ml、蘆薈膠、木棒。

2. 建議使用家中乾淨的小碗，或裝醬料的小碟子，當作攪拌的容器。先將蘆薈膠倒入容器中，再加入一半的荷荷芭油，均勻攪拌後會呈現乳白微黃色的狀態。再加入你所要的精油配方，均勻攪拌後，試一下質地，如果不夠滋潤可再加一些荷荷芭油（質地可自行調整）。

3. 裝入乾淨的容器就可以使用。

精油可以
緩解身體的疼痛

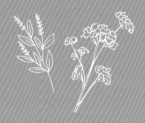

01 芳香療法在疼痛領域的效果良好

西元前三百多年前，古希臘「希波克拉底」醫師已大量記載有關疾病與疼痛的現象。雖然當時對疼痛無法有正確的解釋，但也發現疼痛與身體的健康和舒適度有關聯。

根據國際疼痛研究協會（International Association for Study of Pain,IASP）所下的定義，疼痛是指真實或潛在的組織傷害，或可用語言描述此損傷所產生的不愉快感覺和經驗。由此可知，疼痛與情緒上是息息相關的。

現代醫學也對疼痛有以下解釋，當我們接收到疼痛的刺激，會透過週邊神經傳導至脊髓，再由視丘路徑上傳至腦幹網狀激活系統、下視丘、邊緣系統、皮質區等（如右圖），造成手碰到熱水會痛的感覺，進而也會影響情緒變化。

疼痛的原因複雜，定義與學派分歧。美國加州大學舊金山分校（UCSF）解剖系主任，研究疼痛的一流學者 Allan Basbaum 提到：「疼痛的定義無他，病人說痛就是痛」。

疼痛傳導路徑

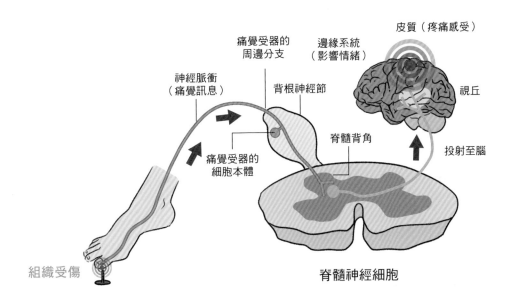

皮質（疼痛感受）

痛覺受器的
周邊分支

邊緣系統
（影響情緒）

神經脈衝
（痛覺訊息）

背根神經節

視丘

痛覺受器的
細胞本體

脊髓背角

投射至腦

組織受傷

脊髓神經細胞

目前醫學上，根據疼痛發生的原因可分成三類：

- 神經病變性疼痛：因體感覺神經系統相關的病灶或疾病造成的疼痛。
  如灼傷痛、電擊痛、三叉神經痛、糖尿病神經病變、帶狀皰疹後神
  經痛等等。

- 體感性疼痛：因體表皮膚、肌肉、骨骼、韌帶或關節，受到傷害性
  的刺激所產生的反應，傷者通常可明確指出痛處，如割傷、挫傷、
  骨折等疼痛。

- 內臟性疼痛：因內藏器官受損、發炎組織釋放和血液聚集發炎物質造成的疼痛，其定位困難，對疼痛感受形容也較為模糊。如盲腸炎、扁桃腺炎、類風溼性關節炎、發炎性腸炎等等。

疼痛程度的判斷標準

根據疼痛的強度，依照常用的數字程度表或視覺類比分數表（Visual analog score, VAS），0 =完全不痛，10 =人生最嚴重的痛，疼痛可分成三類：
- 輕度疼痛：VAS 小於或等於 3
- 中度疼痛：VAS 等於 4 或 6
- 嚴重疼痛：VAS 大於或等於 7

根據疼痛持續的時程，以 12 週（三個月）為界，疼痛可分成三類：
- 急性疼痛：疼痛時程少於 6 週
- 亞急性疼痛：疼痛時程大於 6 週，少於 12 週
- 慢性疼痛：疼痛時程大於 12 週

急性疼痛多是組織傷害的狀況，症狀上相對較易控制，通常治療造成疼痛的疾病即能達到較好的止痛效果。慢性疼痛則複雜許多，常合併痛覺神經的過度敏感、中樞痛覺調節失衡、焦慮和憂鬱症狀、睡眠障礙、失用失能等等，造成病患長期的困擾。慢性疼痛本身可能已是一種疾病，需要包含生理和心理的完整評估與治療。經機構研究也發現，台灣慢性疼痛的人不在少數，緩解疼痛、維持身心的健康是我們必須重視的課題。

疼痛的治療方式

治療疼痛可使用藥物治療與非藥物治療。面對各種不同病因所造成的疼痛，又該如何因應、改善或解決？

一、藥物治療：

不少人發生疼痛時，第一個反應的止痛方式就是服用「普拿疼」，它是排行榜上排名第一的非處方箋止痛藥，一般區分成中樞性止痛藥、末梢性止痛藥及輔助性藥物等。治療疼痛的輔助藥有抗癲癇藥、抗鬱劑、類固醇、肌肉鬆弛劑、抗心律不整藥等等。

二、非藥物治療：

除了藥物之外，其他治療疼痛的方式相當多，例如手術、復健（冷熱敷、水療、按摩）、通電治療（TENS）、針灸、溫泉等療法、心理放鬆（深呼吸等方式），還有近年來相當流行的芳香療法、音樂療法，以及其他各種自然療法與社會心理治療等。

透過對疼痛的簡單認識，我們了解到造成疼痛的原因可能是複雜的，在臨床上看到不少人無法透過單一的藥物或治療方式獲得良好的改善。而芳香療法除了具有類似藥物的效果之外，也能同時達到心理層面的效果，如果搭配按摩或水療等方式，等於透過物理治療來加強舒緩疼痛的能力。以下說明讓大家更能了解芳香療法在疼痛領域運用的原理。

精油已被證實可以產生如止痛藥的功效

「現今臨床常使用的嗎啡成分是從罌粟中提煉出來的，而阿斯匹靈中的成分則是從柳樹的樹皮與葉子中發現的，由此可知植物中存在著藥理的成分，而精油也被發現含有相同的止痛成分。」

近代的研究中也證實，精油在藥理機轉中可產生以下幾種的功效：

A. 抑制痛覺神經傳遞物質：

當痛覺神經被激活後，在脊髓端的神經末梢會釋放物質 P，它是存在痛覺神經的重要神經傳導物質，能促進中樞神經的敏感化，進而感覺到疼痛。在 2016 年食品與營養研究期刊《Food Nutr Research》中提到，使用肉豆蔻油可減緩關節腫痛，可抑制環氧化酶 -2（COX-2）與減少血液中物質 P 的含量，達到消炎止痛的效果。

B. 活化中樞神經抑制疼痛機制：

γ -Aminobutyric acid（簡稱 GABA）是一種天然存在的非蛋白質胺基酸，為中樞神經系統中重要的抑制性神經傳導物質。在 2019 年《國際分子

科學雜誌（International Journal of Molecular Sciences）》中提到，發現使用低劑量的佛手柑精油，可調節 GABA，並達到止痛效果。

另外，腦內啡（endorphin）、多巴胺（dopamine）、血清素（serotonin），多數人應該會將這三種神經傳導物質認為與情緒有關。事實上，大部分的確與情緒有相關，但也發現與疼痛有關，當濃度越高，幸福和愉悅感就越高，還能鈍化疼痛感。在 2019 年《北馬其頓國際醫療科學期刊（Macedonian Journal of Medical Sciences）》中提到，發現使用羅勒葉精油治療憂鬱的老鼠，其體內皮質醇顯著下降，而血清素（serotonin）顯著上升。2018 年的《生理與行為期刊（Physiology & Behavior）》中也提到，使用維吉尼亞雪松精油，可降低多巴胺含量，並提高血清素含量，可達到抗焦慮的作用。

C. 消除、抑制發炎反應：

非類固醇類抗炎藥（NSAID）是一般所謂的消炎鎮痛藥物，為日常中最常使用的止痛藥。此類型藥物通過抑制促前列腺素（PG）生成的環氧合酶（COX）途徑，而發揮抗炎止痛的作用。目前已知環氧合酶 (COX) 在人體內有兩種型式，COX-1 和 COX-2。在 2017 年《生物醫學與藥物期刊（Biomed Pharmacother）》中提到，發現迷迭香的萃取物，可減少環氧化酶 -2（COX2）和前列腺素 E2（PGE-2）的發炎數值，可作為緩解疼痛和炎症疾病的有效傳統療法。

D. 關閉脊髓接受痛覺的閘門：

1965 年加拿大和英國學者 Melzack 和 Wall 提出了「疼痛閘門控制論」。

這個理論中提到，當痛覺從末梢神經傳導至脊髓神經時，脊髓上有控制疼痛的閘門，會調節痛覺訊息進而傳遞到大腦。閘門打開時痛覺特別強烈，閘門關閉時痛覺就會減輕。

疼痛閘門開關調節

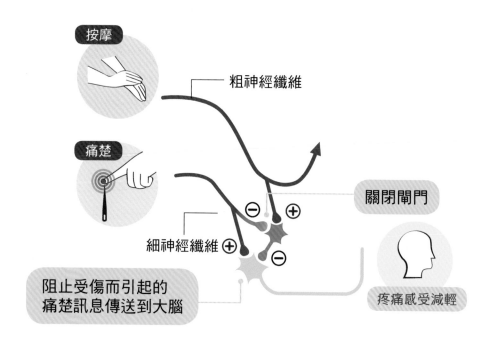

閘門的開關調節取決於各種因素，如心情良好、安心平靜或充滿愛時，閘門就會關閉。而感覺神經有分粗細，兩者同樣會傳遞疼痛訊息，粗神經

纖維負責運動、震動、觸覺或壓迫感、關節肌肉位置（本體感覺），細神經纖維則是負責冷熱痛覺、自主神經（心跳、血壓、流汗、腸胃道活動、生殖、泌尿道）。所以當疼痛的訊息產生，只要同時引發觸覺，傳遞至較粗的感覺神經，脊髓很容易察覺，就會關閉閘門阻斷了疼痛的訊息傳到大腦，便能減輕疼痛感。

2004 年的諾貝爾生理醫學獎，頒給了兩位研究嗅覺的美國學者，研究中提到嗅覺是所有感覺系統當中，唯一不需經過脊髓或間腦的轉接，就可以直接投射至前腦的感覺系統，並直接影響腦部的邊緣系統（limbic system）。由於邊緣系統是負責情緒、記憶及行為的腦區，因此也可以解釋嗅覺具有引發強烈情緒與記憶的作用。

「除此之外，精油的香氣能影響腦內啡及血清素等內分泌與神經傳導物質的分泌，具有安定或提振情緒的效果，而且腦內啡為人體中具天然止痛藥的激素，如此便可以緩解不適。」

透過上述我們可以知道，精油按摩引發的觸覺傳遞，以及精油香氣影響邊緣系統，皆可在疼痛閘門控制理論中發揮良好的效果。而國內外也找得到許多精油按摩對於改善疼痛的研究。

肌肉系統的疼痛與配方

·02·

　　肌肉是一種可以收縮的軟組織。收縮纖維存在於肌肉細胞中，會在細胞間移動，改變細胞的長短，並連動骨骼產生動作。主要功用包括：產生活動、維持身體姿勢、供能和產熱。

　　肌肉分成心肌、平滑肌和骨骼肌三種類型，其中心肌和平滑肌收縮時，不經過大腦意識控制，並為生存必需而活動，例如腸胃消化道蠕動或心臟跳動收縮等。骨骼肌的收縮用來活動軀體，還能夠被準確精細地控制，例如眼睛的眨眼或手臂肱二頭肌收縮可使手臂彎曲等。肌肉由肌纖維組成，分成快慢兩種肌纖維，慢肌纖維收縮速度慢、力量較小，可以持續較長的時間；快肌纖維收縮速度較快、力量也較大，但較快疲勞。

　　而造成肌肉方面相關的疼痛，常出現在缺乏活動或過度運動的人身上，除此之外也可能伴隨一些心理因素，都可能引起肌肉相關的不適，下面讓我們一同了解常見的問題。

01

| 肌肉系統 |

延遲性肌肉痠痛

相信大家很容易將運動後產生的痠痛，直覺連接到「乳酸堆積」。過去舊式的理論認為肌肉痠痛、肌肉疲勞、肌肉痙攣、氧債和無氧閾值，是造成乳酸的主要原因。其實，這種將運動時或運動後的特殊生理反應，歸罪於乳酸的說法，早已被運動生理學研究否定。乳酸堆積雖然會導致肌肉的疲憊與疼痛，但乳酸通常會在數小時內就代謝完了，不會讓人在運動隔天發生痠痛，甚至到一個星期還會有痠痛的狀況。

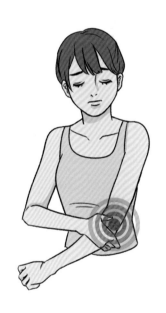

而痠痛的原因，很可能是肌肉裡有非常細微的損傷而產生的發炎反應，也就是當你心血來潮在週末運動，隔天「鐵腿」的原因。這種鐵腿、肌肉痠痛正式的名稱叫做**延遲性肌肉痠痛** (Delayed Onset Muscle Soreness,

DOMS)，顧名思義，它不會在運動後馬上發生，通常是運動結束後 24 ～ 48 小時這個區間內產生，就算超過 48 小時也幾乎不會長至一週。如果持續的時間太長、疼痛的位置不在肌肉而是關節、在運動時就很痛，或是連休息不動也痛的狀況下，一般來說不會是延遲性肌肉痠痛，建議尋求醫療途徑。

所以運動時，當下肢體會感覺痠與疲勞，但是休息一下之後就不痠了，這是肌肉隨著運動強度提高，無法透過有氧代謝產生足夠的能量，所以需要由無氧代謝來產生能量，乳酸就是無氧代謝下的副產物。

當運動停止，乳酸便不再產生，休息一小段時間後（通常在 1 ～ 2 小時內），就會被重新分解代謝使用，這就是為什麼會有「運動的時候，當下很痠，但是休息一下之後就不痠了」的現象。

如何舒緩延遲性肌肉痠痛？

A. 休息：適當休息，大概 3 ～ 5 天就可以恢復，若是職業選手可安排先訓練其他部位，讓患部獲得好的休息。

B. 按摩：可給予適當的運動按摩、筋膜放鬆等。不少研究發現，按摩對於運動表現和運動後的修復，都有不錯的效果。

C. 冷熱敷：運動後簡單沖澡或泡個熱水澡，對於加速血液循環、增加新陳代謝及放鬆肌肉，都有不錯的幫助。另外，在國外也有冷水療法的說法，主要是降低肌肉組織的溫度，用來減輕疼痛、收縮血管、

降低新陳代謝及抑制發炎，不過從文獻上看起來，效果並不是絕對，可選擇對自己較有效的方式。

D. 運動前先熱身：在運動或比賽前，為了讓身體能夠適應激烈活動，可以先做暖身動作，如拉筋、伸展、柔軟操等，可提高體溫，使身體可以適應後續的動作，以減少運動傷害。

E. 補充三種修復原料：① 高蛋白幫助修復受損的肌肉纖維；② 運動過程中，肌肉大量燃燒身體內的肝醣，轉化成能量，補充碳水化合物就是補回身體消耗的燃料；③ 補充水分，有益於身體排出毒素，以及有助於血液中的營養輸送，利於身體各部肌肉的恢復。所以，補充高蛋白、碳水化合物與水分缺一不可。

● 【舒緩延遲性肌肉痠痛】芳療配方

● **建議精油** ｜ 葡萄柚、辛夷、迷迭香、薄荷、黑胡椒、天竺葵、當歸、川芎、檸檬香茅。

● **精油配方** ｜ 金盞花浸泡油20ml、檸檬香茅4滴、辛夷5滴、薄荷3滴。

● **使用方法** ｜ 除了可以採用上述的方法減少延遲性肌肉痠痛，也可在運動後使用調合過的精油配方按摩疲勞的肢體，再搭配泡澡或泡腳也可達到良好的舒緩效果。另外，如果能在運動前先將精油塗到易感痠痛的肢體，也有助於改善運動後的延遲性肌肉痠痛。

02

| 肌肉系統 |

抽筋

抽筋是不自主的肌肉收縮，通常伴隨強烈疼痛，會持續幾秒到幾分鐘。真正發生的原因不明，但可能是肌肉的運動神經因為細胞內外電解質不平衡，造成神經持續興奮，連帶刺激肌肉持續收縮抽筋。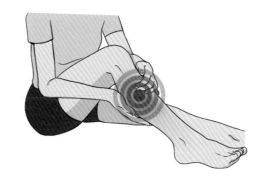
常出現在脫水、電解質失衡、肌肉疲乏、懷孕、血液循環不佳及神經損傷，這也是為什麼睡覺睡到一半、過度運動，或固定一個姿勢久了容易抽筋的原因。

另外，有坐骨神經痛、糖尿病、洗腎（血液透析）、內分泌失調、甲狀腺功能異常，或使用某些藥物也會影響，例如利尿劑、鎮靜安眠藥物、降膽固醇的藥等，或酒精戒斷。但如果撇開因疾病引起的抽筋狀況，以下

為一般常見原因：

- **疲勞**是運動時抽筋主要原因，運動會燃燒肝醣做為能量來源，當肝醣消耗過快，此時肌肉缺乏能量，就容易產生抽筋。另外，大量出汗會造成身體流失水分及電解質，導致脫水及電解質失衡，而造成抽筋。

- 晚上睡覺時抽筋與**血液循環不好**有關，當溫度降低會使血液循環變差，所以半夜被子沒蓋好或是冷氣、電扇直吹，都會增加抽筋的機率。有些老人家喝太少水，卻喝太多會利尿的茶，這也會讓身體因水分過度流失或電解質失衡而在半夜抽筋。

- 固定的姿勢，會造成局部血液循環不良和肌肉疲勞，這也是很多女性穿了一整天的高跟鞋下來，腳趾頭會容易抽筋的緣故。

- 銀髮族群易抽筋常見問題：① 活動變少，使身體機能變差，造成循環差、代謝慢。②使用利尿劑、降血壓藥物，會讓體內的鉀離子過低。③更年期婦女荷爾蒙失調。④情緒與壓力造成交感神經不平衡。⑤慢性疾病與用藥等。

預防抽筋小秘訣

1. 活動前做好暖身，活動後做肢體按摩。
2. 須注意腎功能是否異常，或用藥狀況是否造成電解質不平衡。
3. 注意鈣質的攝取，可在睡前喝杯溫熱牛奶。
4. 睡前用熱水泡澡或泡腳，增加身體的血液循環。
5. 睡覺時被子蓋好，或是穿上襪子保暖。

如何舒緩抽筋？

如果是在活動時發生抽筋，需立即停止動作，並用「靜態牽張（俗稱拉筋）」紓緩肌肉，待抽筋紓解後，可按摩肢體，或泡熱水（或熱敷），可以改善抽筋後的疼痛狀況。半夜如發生急性抽筋，小腿部位可以透過按壓「委中穴（膝蓋後凹陷處正中心）」、小腿後方的「承山穴（小腿後面肌肉分叉的地方）」，有急性紓緩的功效。如果腳趾抽筋，則選擇「公孫穴（足內側緣，當第一蹠骨基底部的前下方）」，可直接放鬆足底連接至腳趾之肌肉群。

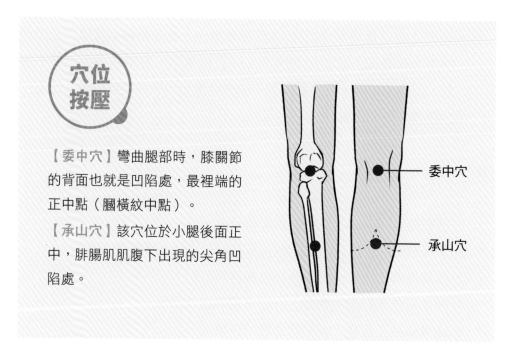

穴位按壓

【委中穴】彎曲腿部時，膝關節的背面也就是凹陷處，最裡端的正中點（膕橫紋中點）。

【承山穴】該穴位於小腿後面正中，腓腸肌肌腹下出現的尖角凹陷處。

委中穴

承山穴

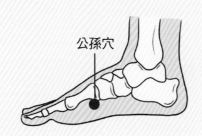

公孫穴

【公孫穴】位於足內側緣，當第
1 蹠骨基底的前下方，赤白肉際
處。

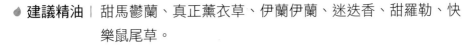

● 【舒緩抽筋】芳療配方

● **建議精油** ｜ 甜馬鬱蘭、真正薰衣草、伊蘭伊蘭、迷迭香、甜羅勒、快
樂鼠尾草。

● **精油配方** ｜ 金盞花浸泡油 20ml
甜馬鬱蘭 6 滴
真正薰衣草 3 滴
甜羅勒 3 滴

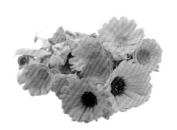

● **使用方法** ｜ 此配方油可多按摩或搭
配泡澡、泡腳、熱敷等
易抽筋的部位使用。

| 肌肉系統 |

拉傷、扭傷

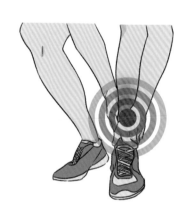

拉傷是指發生在肌肉與肌腱上，因為過度拉扯而受傷。拉傷原因大致上可以歸類在肌肉負荷過大，其他常見的肌肉拉傷原因還有以下兩種：

施力不平均：

當身體做某個動作時，通常是好幾條肌肉或肌群一起收縮和舒張。假如肌肉力量不平衡，部分肌肉特別用力，部分較弱的肌肉跟不上就有可能拉傷。

緊繃的肌肉：

運動前如果沒有做暖身動作，使得肌肉未能提升溫度、增加血液循環，或比賽因緊張而造成肌肉緊繃，就有可能無法負荷力量而拉傷。至於，扭傷是韌帶撕裂。時常會有韌帶受傷的狀況產生，可能會讓關節的穩定度變差，不過有的人天生韌帶就是比較鬆，只要不會對生活產生什麼不適，是

不用太多擔心的。可參考韌帶的介紹。

肌肉拉扭傷的分級

- **輕度肌肉拉扭傷**：結締組織些微撕裂，伴隨些許疼痛。
- **中度肌肉拉扭傷**：部分結締組織斷裂，組織有出血的情形，並伴隨腫脹、發炎反應。
- **重度肌肉拉扭傷**：結締組織完全斷裂，也無法使力，常發生在肌肉、肌腱、韌帶交會處。

拉扭傷的處置

在肌肉損傷的新觀念裡，降低了冰敷的重要性。過去建議受傷後 24 小時內可以冰敷，但新的觀念中指出，冰敷雖能抑制、延遲發炎，但對受傷恢復沒有比較好。過長時間的冰敷會使組織、細胞可能因為缺乏血液而死亡，並可能會造成永久性的神經損傷。

【急性期採 PEACE 原則】

- **Protect 保護**：應減少患部的負擔，並限制活動 1 ～ 3 天，盡量避免和減少組織出血，防止傷勢擴大，並降低惡化傷勢的風險。
- **Elevate 抬高**：可以把受傷的部位抬到比心臟高的位置，這樣能促進體液回流，並減少腫脹的狀況。
- **Avoid anti-inflammatory modalities 避免消炎的治療模式**：受傷

後的發炎反應，其實能幫助組織進行修復，若使用消炎藥，雖會抑制發炎反應，但也會減緩修復，讓傷口癒合時間拉得更長。

- **Compress 加壓**：可以使用彈性繃帶等對傷口進行加壓，有助於改善關節腫脹和組織出血。
- **Educate 衛教**：給予病人正確的照護觀念，鼓勵他們積極處理受傷的部位、教導正確方式，有助於患部恢復得更好。在此時，減少電療、針灸這類被動式復健，或不必要的治療與手術。

【恢復期採 LOVE 原則】

- **Load 負荷**：受傷一直休息反而會延緩修復，當急性期的腫脹與疼痛獲得改善後，就應盡早恢復正常活動，並可循序漸進增加活動強度。
- **Optimism 樂觀**：研究顯示，保持樂觀、正向的心態，與我們的健康有一定的關連性，並有助於受傷後的恢復狀況。
- **Vascularization 血管形成**：如果疼痛減輕或沒有疼痛，傷後第三天，可開始執行一些身體可以承受的有氧運動，可以刺激血液循環，有助傷口復原。
- **Exercise 運動**：可以試著恢復正常運動，但是否要回到之前的運動強度或常規訓練，取決於傷害的程度和疼痛的狀況。

冰敷好不好？

「並不是絕對不行冰敷，需要看當下的狀況，冰敷仍舊是受傷後的一個處理策略」。如果受傷現場沒有幫助加壓的物品，也無法將患處抬高防

止腫脹時，可暫時以冰敷做緊急處置，減緩腫脹的狀況。或是當受傷組織的溫度很高、疼痛非常劇烈時，仍然可以稍微冰敷一下。 目前的建議為：受傷後 6 小時內冰敷 2 ～ 3 次即可，每次少於 10 分鐘，每次需間隔至少20 分鐘。超過 6 小時後就不需冰敷。

【拉傷、扭傷】芳療配方

急性期

- **建議精油**｜真正薰衣草、永久花、檸檬、乳香、沒藥。
- **精油配方**｜山金車浸泡油 5ml、永久花 10 滴、真正薰衣草 30 滴、檸檬 10 滴。
- **使用方法**｜直接塗抹敷在患部，不須按壓，也可拿 100% 薰衣草精油直接滴在患部。注意高濃度的精油一天使用勿超過 4 次，僅局部使用，勿超過 3 天。若為重度肌肉拉傷請先行就醫。

恢復期

- **建議精油**｜甜馬鬱蘭、迷迭香、川芎、黑胡椒、神聖羅勒、藍膠尤加利。
- **精油配方**｜聖約翰草浸泡油 20ml、甜馬鬱蘭 3 滴、川芎 5 滴、藍膠尤加利 4 滴
- **使用方法**｜此配方油可配合按摩（按摩需視患部之狀況做力度上調整）、泡澡、泡腳、熱敷等受傷部位使用。

04

纖維肌痛症

病因至今仍不清楚，目前大多數學者認為是中樞神經系統失調的問題，也被稱作「神秘的疼痛症」。因多數的患者表示身體到處痠痛感，且反覆發作、遊走全身各處的肌肉、肌腱或韌帶會疼痛和壓痛等，若有疑似此疾病者，目前可至免疫風濕科診斷。

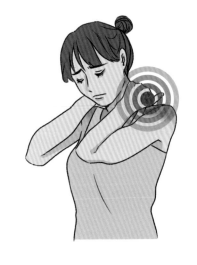

在纖維肌痛症的病患中，80% 有長期全身到處僵硬、痠痛、抽痛及慢性疲勞的症狀，疼痛是來自肌肉以及周圍的軟組織。最惱人的地方，除了慢性疼痛，還時常會出現自律神經失調所導致的各種複雜身體和心理症狀，如失眠、頭痛、手部發麻、經痛、憂鬱，以及胃腸症狀等，所以又有心因性風濕症之稱。這些壓痛點多半位於頭部、肩膀、上背部、腰部及臀部，並於運動後及早晨最容易出現。

藥物治療

抗憂鬱藥物是治療纖維肌痛症最基本、最主要的藥物之一。此外，鎮靜劑、普拿疼類、非類固醇型消炎止痛藥、抗癲癇藥物，對於治療纖維肌痛症也有很不錯的效果。醫師會針對每個病患的病情選擇最適當的藥物。

非藥物治療

輔助或另類醫療對於改善纖維肌痛症的症狀可能相當有幫助。臨床上也需要物理治療師、精神科醫師、臨床心理師的認知行為治療，有很好的幫助。

生活上的調整

- 養成規律的睡眠時間，減少白天睡覺或攝取過多咖啡，以免影響睡眠。
- 每天規劃一點時間來幫助自己放鬆，如深呼吸、運動或靜坐冥想等來減輕壓力。
- 建立規律的運動習慣，可以從輕鬆及自己能接受的活動開始，確定習慣了，再慢慢增加運動的量或時間。最主要是持續規律的運動，而不是讓自己累垮。
- 學習關於疾病的正確知識。通常越了解疾病的病患，治療與控制的效果越好。
- 鼓勵參加支持團體（如病友會）。病友間溝通、分享彼此面對疾病的經驗，可產生心理上的支持。

中醫學認為產生『痛症』的原因，為「不通則痛」與「不榮則痛」。如果體內氣血循環受阻，會產生脹痛、刺痛。另外有些情況是氣血不足，所以無法供給局部組織所需的能量與營養，也會產生疼痛。中醫面對身體的疼痛，除了藥物、針灸，也可透過穴位或經絡按摩，以增加體內的氣血循行，達到疏通經絡、舒筋止痛的功效。

STEP 1　從頭面部開始：

分別揉按「百會」、「太陽」、「風池」等穴，並可用食、中兩指一同推按眼眶周圍、前額，手法盡量徐和柔緩，來回操作約 5 ～ 10 分鐘。

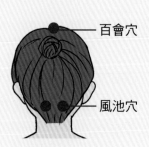

百會穴

風池穴

【百會穴】在兩耳往上交會至頭頂處。
【風池穴】後頸部兩條大筋外緣陷窩中，與耳垂齊平交接處。
【太陽穴】在前額兩側眼睛後部的凹陷處。

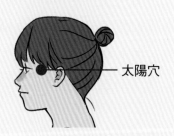

太陽穴

STEP 2 推按腰背部：

　　疏通督脈、膀胱經。沿脊椎兩側的膀胱經，用掌根由頭端往下肢方向壓揉，可來回操作 5 ～ 10 次。另外可揉按雙側肩胛骨上的「天宗穴」和肩上的「肩井穴」，施力大小以患者舒適不痛為度。

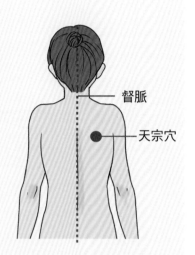

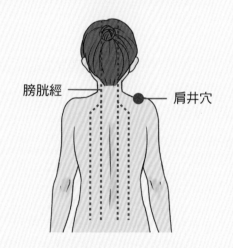

【天宗穴】正坐或俯伏位，在肩胛岡（肩胛骨背面的上部）下緣與肩胛骨下角連線，在 1/3 交接處。

【肩井穴】位於肩上脊椎與肩峰連線中點。

STEP 3 按揉四肢穴位：

　　上肢部位可推按「曲池」、「手三里」、「外關」、「合谷」等穴位，下肢部位可推按「血海」、「足三里」、「三陰交」、「陰陵泉」、「陽陵泉」、「委中」、「太衝」等穴位，力道要柔和，按壓至局部痠脹為宜，以免加重疼痛。

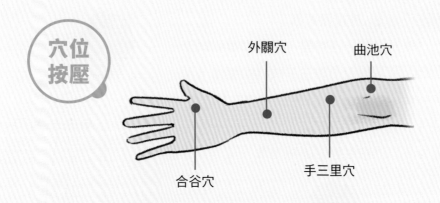

【曲池穴】位於手肘外側端，肘彎起後橫紋結束的凹陷處。

【手三里穴】與曲池連線上，曲池下 2 寸（3 指橫寬）。

【外關穴】腕關節中央往手肘處約 2 寸（3 指橫寬）。

【合谷穴】在第一掌骨跟第二掌骨間，兩條筋的中間。

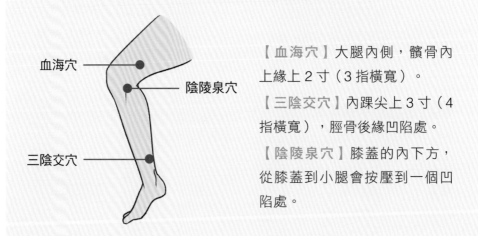

【血海穴】大腿內側，髕骨內上緣上 2 寸（3 指橫寬）。

【三陰交穴】內踝尖上 3 寸（4 指橫寬），脛骨後緣凹陷處。

【陰陵泉穴】膝蓋的內下方，從膝蓋到小腿會按壓到一個凹陷處。

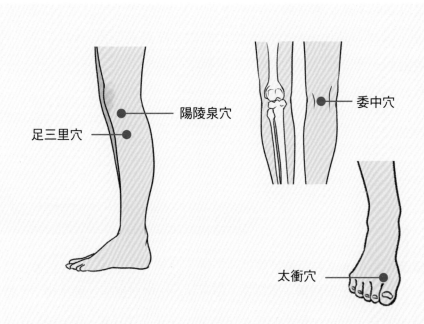

陽陵泉穴

委中穴

足三里穴

太衝穴

【足三里穴】位於膝蓋骨下方 3 寸（4 指橫寬），脛骨前緣 1 指寬之處。

【陽陵泉穴】大腿外側、膝蓋下方，腓骨頭前側下方約 1 寸（約 1 個拇指橫寬）的凹陷處。

【委中穴】彎曲腿部時，膝關節的背面也就是凹陷處，最裡端的正中點（膕橫紋中點）。

【太衝穴】腳的大拇指和第二指指縫間，往上 1 寸（約 1 個拇指橫寬）。

纖維肌痛症不僅影響身體上的不適，也常合併有憂鬱症、失眠等問題，所以治療上需要與其他專科共同合作，例如：風濕免疫科、神經內科、復健科、身心科…等，並需整合藥物及非藥物的治療，加上病患的配合，才能獲得較好的控制。

【舒緩纖維肌痛症】芳療配方

- **建議精油** | 永久花、神聖羅勒、丁香、川芎、甜馬鬱蘭、真正薰衣草、伊蘭伊蘭、迷迭香、甜羅勒、快樂鼠尾草、佛手柑、乳香。

- **精油配方** | 疼痛 ▶ 聖約翰草浸泡油 20ml、永久花 6 滴、神聖羅勒 3 滴、川芎 3 滴。

　　　　　　憂鬱 ▶ 聖約翰草浸泡油 20ml、佛手柑 6 滴、乳香 3 滴、真正薰衣草 3 滴。

　　　　　　失眠 ▶ 聖約翰草浸泡油 20ml、甜馬鬱蘭 4 滴、佛手柑 4 滴、真正薰衣草 4 滴（薰香時，使用單方精油依自己喜好添加至薰香儀器中）。

- **使用方法** | 此種減緩疼痛與抗憂鬱的配方油，可多用來按摩，或搭配泡澡、泡腳、熱敷、按摩疼痛不適的部位使用。抗憂鬱的配方，如果不加在基底油中，也可以用來薰香。如果要薰香，請依照空間大小與香氣喜好來增減滴數。

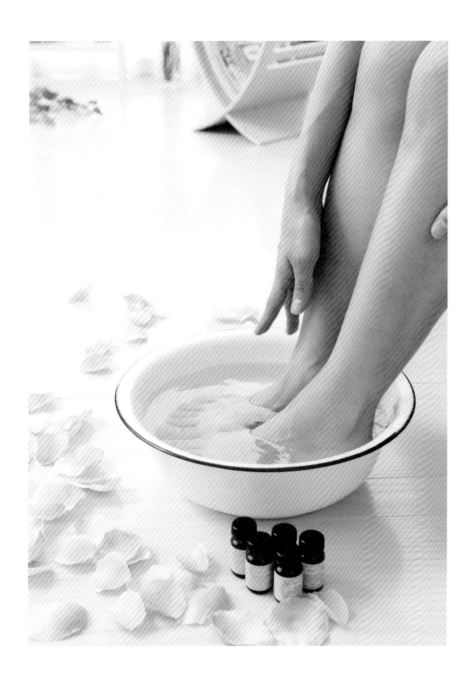

神經系統的
疼痛與配方

·03·

神經系統控制並主導人體各系統的功能與調節。它可將複雜的各種器官、系統功能與各種生理過程，不斷地進行迅速而完善的調整，使人體適應體內外環境的改變。

人類的神經系統優於其他生物，擁有高度發展。特別是大腦皮層，不僅進化成調節和控制人體活動的最高中樞，也發展成能進行學習、思考、情緒反應的器官。因此，人類不但能適應環境，還能認識和改變世界。

神經系統是由腦、脊髓、腦神經、脊神經、自主神經，以及各種神經節組成，分為中樞神經系統及周邊神經系統。

中樞神經系統：

包括腦和脊髓，分別位於頭顱骨和脊椎骨內。人類的中樞神經系統構造最複雜而完整，確保人體各器官的協調活動，與外界環境間保持統一和協調。

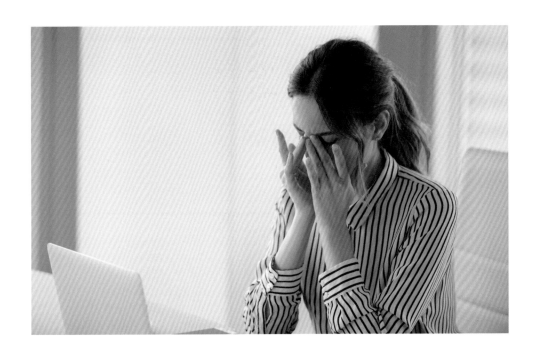

周邊神經系統：

　　可分為軀體神經系統、自主神經系統及腸神經系統。軀體神經系統與骨骼肌的自主（有意識的）控制有關，主要處理有意識的活動；自主神經系統又可分為交感神經及副交感神經，交感神經是在白天或緊急情形時啟動，而副交感神經是在晚上或器官呈休息狀態時啟動；腸神經系統是由胃腸道壁內神經成分組成，除了調節控制胃腸道功能，現今也發現是獨立運作的，它不需要聽從大腦指揮，可以自行發號施令調節腸道，並與中樞神經系統交流。

01

| 神經系統 |

頭痛

相信大家或多或少都有過頭痛的經驗，頭痛影響全世界超過 10％的人口，造成頭痛的因素並非腦部本身，因腦組織本身就沒有痛覺神經分佈，通常是接受到以下的疼痛訊息所產生的感覺。頭部疼痛神經分佈於顱骨內外的頭皮、關節、肌肉、血管、硬腦膜或靜脈竇等，當分佈的神經受到刺激就會引起疼痛。

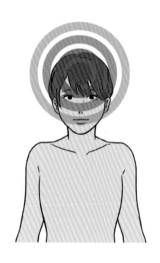

頭痛的種類超過二百種以上，大部分的頭痛都是良性不會危及生命，但也有少數的頭痛是嚴重到可能危及生命。所以，千萬不要輕忽頭痛給我們的訊息，當頭痛發生不知道原因時，應當就醫，尤其是突發且劇烈疼痛時。就診時，醫師會詢問病史，再加上理學檢查及影像學檢查，大部分的頭痛是可以鑑別診斷出來的。

頭痛有哪幾種類型？

原發性頭痛的原因，可能與頭頸部的肌肉緊繃疼痛、神經細胞或腦內血管的異常有關，也就是說，不是由其他疾病所導致。這種類型的頭痛包括：緊張型頭痛、偏頭痛、叢發性頭痛和荷爾蒙頭痛。

1. 緊張型頭痛（Tension headaches）：

是最常見的頭痛，像是整個頭被綁或被壓得緊緊的、脹脹的悶痛感或鈍痛感。發作時幾乎每天會發生，少數人會感覺到整天都痛，但大多數的人會在中午到傍晚時發作，而且天氣變冷時疼痛會更明顯。常合併有頸肩僵硬的症狀，有時還會有頭暈症狀。引起緊張型頭痛的原因，除了精神壓力之外，長期姿式不良也會引起，如低頭族等。

2. 偏頭痛（Migraines）：

疼痛發作時，頭前部或兩側出現搏動性的疼痛感。通常是頭部的單側先出現症狀，再慢慢擴及兩側，可能伴隨其他症狀，如噁心、嘔吐、怕吵、視覺異常、畏光等，發作時疼痛會持續數小時到 2 或 3 天左右，有些人會因刺眼的光線和吵雜的聲音而誘發。

3. 叢集性頭痛（Cluster headaches）：

是一種急劇的疼痛，其疼痛常會從眼眶或太陽穴開始，再轉移到單側的頭部區域，疼痛程度比前兩者嚴重，會因此在半夜被痛醒，可能伴隨臉色蒼白、臉部盜汗、鼻塞或眼睛流淚等症狀，沒辦法靠休息來緩解。通常

每天都會發作，會持續數週，甚至數個月之久，然後才慢慢平息。

4. 荷爾蒙頭痛（Hormone headaches）：

　　通常出現在女性身上，尤其是對荷爾蒙改變敏感的女性，如生理期、懷孕前後、更年期，或服用口服避孕藥的女性。

　　次發性頭痛通常是潛在疾病所造成的，例如：

- 頭部外傷造成的頭痛
- 血管疾病造成的頭痛
- 非血管性顱內疾病造成的頭痛（如：腦脊液壓力異常、顱內感染、腫瘤）
- 藥物或藥物戒斷現象造成的頭痛（如：咖啡因、酒精戒斷、某些減肥藥、麥角鹼等）
- 代謝異常造成的頭痛（如：透析、低血糖、高碳酸血症、缺氧）
- 頸部、顱骨、耳朵、鼻子、眼睛、鼻竇、牙齒、口腔、其他面部或顱部疾病造成的頭痛，或面部疼痛（如：頸椎、急性青光眼、屈光不正等）

　　原則上，次發性頭痛需先處理疾病因素，頭痛症狀才可能解決。接下來將針對原發性的頭痛給予處理的方案：

1. 到醫療院所，透過醫師做詳細檢查最安全，必要時，需由專科醫師做腦神經系統的徹底評估。
2. 盡量找到可能的誘發因素，並避免之。常見的誘發因素如下：

- 在飲食方面：醃漬物、含有亞硝酸鹽之臘肉、香腸、熱狗等加工食品；味素、酒或過量之咖啡因等。
- 在生活方面：要有規律的飲食與睡眠習慣。充足的睡眠固然對於偏頭痛很有幫助，但過多的睡眠也可能變成一個誘發因素。如果時常在清晨醒來又伴著頭痛發作，而且常磨牙、作惡夢、睡眠品質不好等狀況，可試著改變睡眠姿勢，調整枕頭高度、換床墊等，常有意想不到之效果。強烈的光線、吵雜的環境，也都會誘發頭痛。另外，生活上的壓力也是眾所皆知的壓力來源，學習紓解壓力也是重要的課題。
- 在藥物方面：某一些抗心絞痛和高血壓的心血管用藥、口服避孕藥等，可能會加劇偏頭痛的發生。

3. 常見的解痛方法（症狀性治療）：如簡單的物理療法（如熱敷）、姿勢調整（如不要當低頭族）、按摩（按摩頭部後側、頸部及肩部等緊繃位置）、市售的止痛劑等，可以拿來暫時解決頭痛。市售止痛藥可暫時解緩疼痛，但要注意是否會對腸胃或肝腎造成副作用。一般來說，當頭痛需要透過藥物才可能緩解時，還是建議找專科醫生做根本治療，免得止痛劑越吃越多，演變成頑固型頭痛。

頭痛的中醫觀點

中醫將頭痛分為「外感頭痛」與「內傷頭痛」二大類。「外感頭痛」主要由於天氣變化遭受風邪入侵，如吹到冷風或中暑引起的頭痛。「內傷頭痛」則多與身體五臟六腑運化失常有關，頭為諸陽之會，五臟六腑的氣

血經脈匯聚於頭部，所以「內傷頭痛」也反映出全身臟腑的疾病。

還是建議先透過中醫師的診斷才能確切知道身體的狀況，有時候並非單純一種原因造成的頭痛問題，在此簡單分五類常見的頭痛原因：

1. 風邪入侵：常見有風寒、風熱、風濕。
2. 肝氣鬱結：長期壓力大、情緒起伏大。
3. 氣血虛弱：脾胃功能失常，造成氣血生化不足、循環不佳。
4. 痰濕阻滯：常吃生冷飲食，造成脾胃失調。
5. 血瘀阻絡：瘀血阻滯經絡，不通則痛。

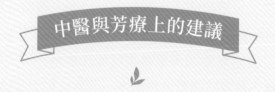

中醫與芳療上的建議

在中醫的觀點中，如果有上述的問題可以使用中醫藥來做調理，這當然要透過中醫師的診斷後才能給予藥方或以針灸來改善。如果頭痛是因為頸椎的關節、肌肉、韌帶等構造受到不正常的壓力所致，也可透過整脊的方式改善，記得一定要找西醫師、中醫師或物理治療師協助。接下來介紹可以自行在家操作的方式：

1. 針對風邪入中的風寒,可以使用川芎、薑、黑胡椒、丁香等精油來驅散風寒;風熱,可用青蒿、連翹、薄荷、尤加利等精油,搭配肩頸刮痧就可以很快地改善體熱的狀況;風濕,可建議使用迷迭香、廣藿香、絲柏、雪松等精油。以上可調油按摩、塗抹或泡澡都很適合。

2. 調合脾胃的部分,可以使用柑橘類精油,如甜橙、檸檬,羅勒、茴香、檸檬香茅、山雞椒、廣藿香、薄荷、羅馬洋甘菊精油。

3. 瘀血阻滯的問題,可以使用永久花、神聖羅勒、川芎、當歸、薑、天竺葵、快樂鼠尾草精油,搭配聖約翰草或山金車基底油。

4. 泡澡或泡腳對於頭痛的人也都有很好的幫助,搭配不同的精油還能達到加成的效果。除了浸泡可以達到物理治療的效果外,還能幫助身心的放鬆。頭痛有時候是因為氣瘀滯在頭上而下不來,此時泡個腳,有助於把頭上的氣引導下來,藉此可改善頭痛。

5. 有幾個重點穴位可以減少頭痛:風池、印堂、合谷、百會、太陽穴、天柱、迎香。

穴位
按壓

【百會穴】在兩耳往上
交會至頭頂處。
【印堂穴】於臉部正面
的左右眉正中央處。
【迎香穴】鼻翼外緣中
點旁邊，鼻唇溝（法令
紋）上。
【太陽穴】在前額兩側
眼睛後部的凹陷處。

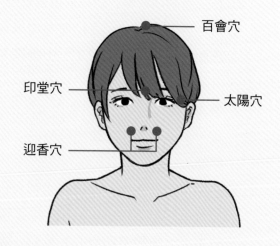

百會穴

印堂穴

太陽穴

迎香穴

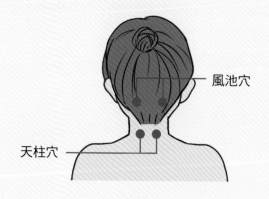

風池穴

天柱穴

【風池穴】後頸部兩條大
筋外緣陷窩中，與耳垂齊
平交接處。
【天柱穴】在頸部髮際
線、左右兩條肌肉外緣凹
陷處。

【頭痛】芳療配方

● **精油配方** │ 聖約翰草基底油 20ml

川芎 7 滴

薄荷 7 滴

真正薰衣草 6 滴

● **使用方法** │ 建議透過上述的介紹，針對
不同的狀況做長期的調理，
此配方為緊急的止痛功能，
也因濃度拉高，建議局部使
用。可製作成滾珠瓶隨身攜
帶，使用更方便。

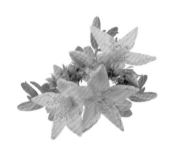

| 神經系統 |

椎間盤突出

脊髓被背部一節一節的『脊椎骨』所保護，俗稱龍骨。脊椎骨與脊椎骨之間有軟骨，是充當緩衝墊的椎間盤。如果椎間盤受傷、變形、移位或破裂，會壓迫到附近的脊髓與脊神經，就稱為椎間盤突出。

椎間盤周圍的關節囊，可能因為長期使用後磨損、退化、關節囊液量遞減等原因而出現受損或裂隙，再加上如果過度彎腰或長期姿勢不良、跌倒、提重物等去施加壓力，也會導致椎間盤突出等問題。

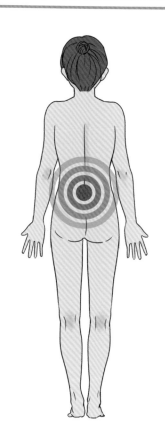

常見症狀

在椎間盤突出發生之前，椎間盤可能

會先出現損傷或裂隙，此時並未壓迫到神經，所以沒有下肢麻痛的症狀，
因此初期出現的症狀是腰痛、下背痛或僵硬。一旦椎間盤突出壓迫到神經，
就可能引發一系列不適症狀，包括：

- 腰痛、下背痠痛
- 臀部痠痛
- 下肢麻痛、無力
- 肌肉痙攣，咳嗽、解便、彎腰、舉物時加劇
- 上臂、手部麻木與疼痛（頸椎部位）

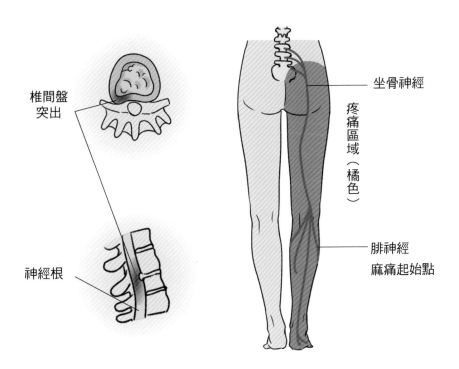

椎間盤
突出

神經根

坐骨神經

疼痛區域（橘色）

腓神經
麻痛起始點

目前已經有許多研究證據發現，腰椎椎間盤突出後，有 13 ～ 96% 的機率會自己縮小，但還沒有研究告訴我們，做哪一種治療可以加速椎間盤突出縮小。椎間盤突出常見的治療方式有以下幾個：止痛藥物、硬脊膜外類固醇注射、物理治療，以及手術治療。九成以上的病人，以復健或針劑注射治療後會改善，不需要開刀。椎間盤突出有沒有變小不是最重要，症狀改善與否，才是真正該在意的事情。

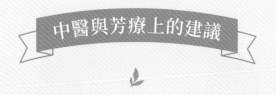

中醫與芳療上的建議

中醫將椎間盤突出稱為「痺症」，可能因氣滯血瘀或風寒濕邪侵犯脊椎而引起的。肝腎功能失調常見於年老、體弱、久病的患者，通常在勞累後會加重疼痛。正因如此，中醫通常從兩個方向來治療：第一是發病期，先施以消炎、活血及通絡藥物，精油的選擇上可使用永久花、川芎、德國洋甘菊、薑、丁香、神聖羅勒。第二是到了緩解期，再以溫補法來補益腎精，達到「通則不痛、強壯筋骨」的效果，此時精油的選擇上除了上述活絡的油之外，再搭配入腎的精油：當歸、甜茴香、黑胡椒、杜松、蘇格蘭松。

　　另外，中醫的推拿、按摩、熱敷、中藥貼敷、拔罐、針灸等，也都能消腫、散瘀、止痛、理氣，可作為輔助治療。

腰椎間盤突出的居家 5 個穴位按摩方法：

1. 輕輕敲擊「腎俞穴」20 ～ 30 次。
2. 用拇指按壓「委中穴」30 次。中醫有句話：「腰背委中求」，簡單來說就是有腰背疼痛的問題，找委中穴就有效果了。
3. 用拇指指端按壓同側的「大腸俞穴」20 次。
4. 用拇指按壓「陽陵泉穴」30 次。
5. 疼痛發作時，用拇指按揉手背的「腰腿點」3 分鐘。
6. 按壓「後谿穴」20 次。

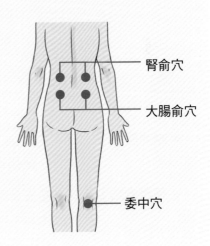

【腎俞穴】位於腰背部，第二腰椎下旁開 1.5 寸（約 2 指橫寬），和前面的肚臍眼齊平，正好是第二腰椎。

【委中穴】委中穴位在膝蓋後直線中點，也就是膝膕的正中間。

【大腸俞穴】在腰部，當第 4 腰椎棘突下，旁開 1.5 寸（約 2 指橫寬）。

腎俞穴

大腸俞穴

委中穴

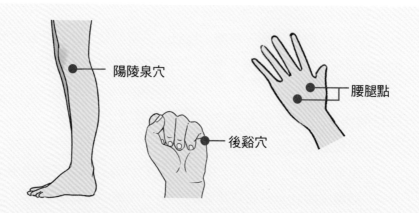

陽陵泉穴

腰腿點

後谿穴

【陽陵泉穴】位於小腿外側，腓骨突起處的下方。

【腰腿點】腰腿點有兩點，分別位於手背上食指與中指的骨頭分界點中間，以及無名指與小指的骨頭分界點中間。

【後谿穴】在第五掌指關節尺側後方，第五掌骨小頭後緣，赤白肉際處。簡單的說就是把手握拳，掌指關節後橫紋的盡頭就是該穴。

● 【椎間盤突出】芳療配方

● **精油配方**｜山金車基底油 20ml、永久花 6 滴、川芎 5 滴、德國洋甘菊 4 滴、黑胡椒 5 滴。

● **使用方法**｜塗抹部位主要為腰部，也可針對穴位塗抹按壓，也可塗抹於腰部泡澡。

03

| 神經系統 |

腕隧道症候群

腕隧道症候群是上肢常見的神經壓迫病變。「腕隧道」是由八塊腕骨形成的通道，並有九條肌腱通過，這些肌腱幫助我們控制手指和大拇指，讓我們的指頭可以彎向掌心。另外，正中神經主要是用來傳遞大拇指、食指、中指和一半無名指的感覺。

正常情況下，「腕隧道」裡的肌腱、腕骨橫韌帶和正中神經可以協調活動，但某些情況下如果「腕隧道」裡的軟組織向旁邊擴張擠壓，會導致正中神經的壓力增加，這時手指頭就會有刺痛感、麻木疼痛感。

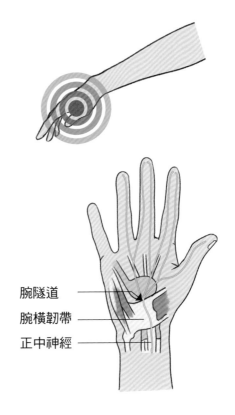

腕隧道
腕橫韌帶
正中神經

有滑鼠手之稱的腕隧道症候群，通常發生在需要重覆手腕動作的人身上，例如機械技工、木工、長時間使用電腦打字及家庭主婦等。尤其好發於慣用手，而且症狀會因為工作而加劇。有三分之一的女性，在懷孕第三孕期時（7～9個月），會出現腕隧道症候群。另外，包括糖尿病、風濕性關節炎、甲狀腺功能低下等疾病，都可能造成腕隧道症候群。

腕隧道症候群的特徵

臨床症狀為腕部、大拇指、食指、中指及無名指的橈側（靠拇指一側）會有疼痛或感覺異常，包含無力、麻和針刺感。症狀會在夜間特別明顯，甚至會因為疼痛影響到睡眠，初期這些麻痛感通常侷限在手腕或手掌，幾乎不太會向上延伸到前臂或上臂。如果對這些症狀置之不理，疼痛逐漸惡化，會造成握力下降、伸展困難，大拇指基端肌肉萎縮、不自主抖動，嚴重者甚至會造成正中神經支配的手指感覺喪失。

腕隧道症候群的治療

不同症狀的患者需要選擇合適的治療方式，早期可藉由用力甩動手腕、摩擦雙手或在手腕處沖熱水而獲得暫時的緩解，但隨著疾病進展症狀加劇，則需透過其他方式緩解，以下介紹現行常見的治療方式：

1. 保守性治療：適用於輕度到中度的腕隧道症候群，以下方式通常能暫時緩和症狀，但無法達到根治的效果。
   - 口服或注射非類固醇消炎藥物。

- 使用手腕副木，避免手腕過長時間的彎曲或伸直，減少腕隧道內的壓力。
- 物理治療：電療、熱療、水療、牽引治療等。

2. 手術治療：傳統減壓手術、內視鏡手術、微創手術，每一種手術都有一些不同的地方，可以考慮自己的狀況先初步了解，詢問醫師的看法再做決定。

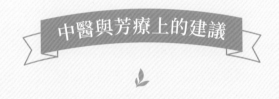

中醫與芳療上的建議

從中醫的角度來看，可用針灸來活血化瘀、行氣通絡，採取前臂屈肌群的穴位是「內關穴」、「大陵穴」，配合遠端對應小腿穴位「陽陵泉穴」，來減少筋膜的張力、減輕局部壓迫及減少發炎反應。目前也有不少研究證實，針灸對於腕隧道症候群都有不錯的改善效果。「內關穴」、「大陵穴」因正處正中神經位置，如果按壓不慎，擔心產生反效果，所以可以直接將 100% 的真正薰衣草精油滴在穴位上，精油可直接透入穴位達到效果。「陽陵泉穴」則可搭配精油按壓此穴。

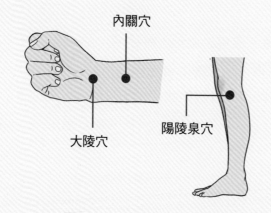

內關穴

大陵穴

陽陵泉穴

【內關穴】手腕關節上 3 指寬處。
【大陵穴】位於手腕根部橫紋中點處。
【陽陵泉穴】位於小腿外側，腓骨突起處的下方。

穴位保健

下述 3 穴位有助於肌肉放鬆、緩解神經壓迫造成的疼痛，建議用手指指腹輕按後再熱敷手腕，或是先熱敷再按壓穴位，注意不要過度加壓、捏、推按，避免施力不當，使患部的壓迫疼痛加劇。

【魚際穴】大拇指根部和手腕連線的中點。
【勞宮穴】位置在手掌正中間，可用中指及無名指彎向掌心，兩指尖的中間。
【手三里穴】前臂背面橈側，肘橫紋下 2 寸（3 指橫寬）處。

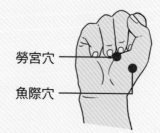

勞宮穴

魚際穴

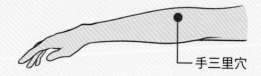

手三里穴

日常保健小秘訣

- 減少重複或固定不動的手部動作。即便是輕鬆、簡易的工作，長久下來也會造成傷害。
- 盡量讓手腕維持自然（非屈曲）姿勢，可使用護腕、輔具，避免手腕不當姿勢。
- 勿長時間使用手腕工作，平時可提醒自己暫停工作，搭配多做腕部伸展。用另一手握住手指向下、向上緩緩伸直，讓手腕與手指約呈 90 度向後，稍作停留（如步驟 1、2），有拉筋放鬆的效果。

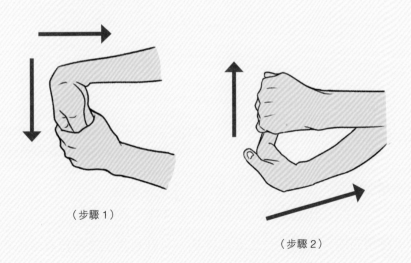

（步驟 1）

（步驟 2）

- 可多在患部局部熱敷或浸泡熱水，促進循環、放鬆肌肉，有助於緩解疼痛感。
- 逆著心包經經絡走向，從手腕至前臂手肘處，按摩心包經。

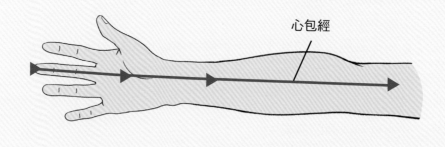

心包經

【腕隧道症候群】芳療配方

- **精油配方** ｜ 山金車浸泡油 20ml、永久花 6 滴、
  川芎 5 滴、德國洋甘菊 4 滴、黑胡椒 5 滴。
- **使用方法** ｜ 塗抹部位主要為手腕，可針對穴位塗抹按壓。也可塗抹於
  手腕，再將手腕浸泡於熱水中。

04

| 神經系統 |

帶狀皰疹

帶狀皰疹俗稱皮蛇，是一種因水痘帶狀皰疹病毒感染造成的疾病。雖大部分不會致命，但其併發症和後遺症卻讓人困擾、痛苦不堪。此病毒在首次感染時會以大家熟知的「水痘」呈現，水痘好了之後，很少會再以水痘的形式出現。此病毒也會潛伏在人體的神經節裡，當我們的免疫力減弱時，病毒就可能會活化，並沿著單側神經皮節產生疼痛、紅疹、叢集的小水皰，即「帶狀皰疹」。終生有再復發的可能，如果家中有長輩正在感染帶狀皰疹，更要小心，病毒也可能透過皮膚接觸、飛沫或空氣，傳染給未長過水痘的孩童。台灣在 2004 年已全面施打水痘疫苗，可以減輕感染時的不適症狀，恢復也較快。

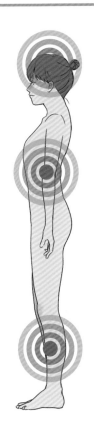

過去有種說法是，當皮蛇長滿身體一圈時就會死亡，事實上，這是不正確的說法。因皰疹病毒是沿著神經節生長的，受神經節分布所致，多數帶狀皰疹大多只會長在身體的半邊，除非患者本身的免疫力真的極差，才可能長滿一圈，此時更要注意避免續發的感染。

帶狀皰疹症狀

1. 症狀初期大多以神經痛為主。身體單側會先有皮膚疼痛、刺癢、痠麻、灼熱的初期症狀，也可能出現疲倦、頭痛前兆。
2. 皮膚上可見叢集的紅疹，幾天後變成水皰、膿皰，分佈於身體的一側排列成帶狀。
3. 可能有局部的淋巴結腫大、疼痛、發燒。不過這些徵象與症狀，和其他感染可能也有相關，不一定就是帶狀皰疹，最好儘速就醫，了解原因。

帶狀皰疹治療

1. 抗病毒藥物治療：當疹子發出來時，越早使用抗病毒藥物治療越有效。如果能一開始就服用，臨床上發現可有效抑制新水皰再長出來。如果較晚才開始服用（發疹 72 小時後），效果會較差一些，但仍有機會縮短病程、減輕症狀。
2. 止痛藥：不同的止痛藥，可以舒緩許多病患困擾的神經疼痛。
3. 類固醇：如果患部有嚴重的發炎，或侵犯到眼睛時，醫師會建議與

抗病毒的藥物搭配使用。

4. 口服抗憂鬱劑：搭配使用某些抗憂鬱的藥物，對於嚴重神經痛的患者，有助於減緩疼痛的功效。

居家照顧原則

1. 在皰疹皮膚照顧方面，千萬不要觸摸紅疹或戳破水皰。水皰內有病毒，弄破後可能造成病毒蔓延擴散，如果自行塗抹成藥、偏方或來歷不明的藥膏，可能會引起皮膚感染的風險，這樣會讓傷口復原變慢，也可能引起永久性疤痕。另外，此時洗澡建議用溫水沖澡，不可以泡澡。

2. 依醫師指示在局部塗擦薄薄一層藥物。塗擦新藥前，須先清除舊藥。並保持患部清潔，可用消毒紗布覆蓋，並穿著質料輕柔寬鬆的衣物以減少摩擦。

3. 儘早恢復規律生活、適度的活動。除了有助於分散身體不適的注意力，也可以盡早提升免疫力。

4. 在飲食方面並無特殊禁忌。但避免喝酒、辛辣、油炸、燒烤等刺激品。適量補充維他命 B 群，可幫助修復神經、減少神經疼痛。

中醫與芳療上的建議

🌿

帶狀皰疹的形成對中醫來說，主要由肝膽火旺、脾虛濕盛，或外感風火濕熱毒邪，阻滯於肌膚所致，所以中醫常以清肝瀉熱、健脾祛濕、祛風、活血散瘀為主要治療原則。

根據中醫觀點，患有帶狀疱疹後，神經痛易有虛實夾雜，病毒的毒邪會阻滯經脈，所以會有不通則痛的狀況。而年老體弱者無法將這些邪氣排出，加上氣血滋潤不足，更容易加重疼痛。臨床研究發現，利用針刺「合谷穴」、「太衝穴」、「足三里穴」等穴位，並依患者證型搭配中藥治療，可有效緩解帶狀疱疹引起的神經痛。另外，恢復後可透過中醫體質調理來增強免疫力，避免復發。

在芳療上可以選擇抗病毒的精油，如茶樹、尤加利、桉油樟、百里香、香桃木、連翹、青蒿等。另外如果搔癢和疼痛等症狀較嚴重，可搭配真正薰衣草、甜馬鬱蘭、羅馬洋甘菊、德國洋甘菊、薄荷、天竺葵、佛手柑等精油；想讓傷口修復的快，可使用乳香、沒藥、穗甘松、廣藿香等。基底油的選擇上，可挑選聖約翰草或金盞花浸泡油來調合。

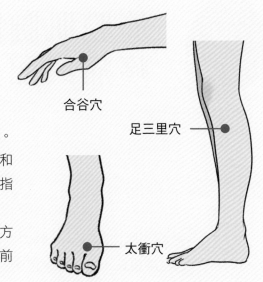

【合谷穴】位於手背的虎口處。
【太衝穴】腳背上，大拇指和第二指指縫間，往上 1 個姆指寬處。
【足三里穴】位於膝蓋骨下方 3 寸（手 4 指橫寬），脛骨前緣 1 指寬之處。

【帶狀皰疹】芳療配方

- **精油配方** | 聖約翰草浸泡油 20ml、茶樹 6 滴、羅馬洋甘菊 5 滴、真正薰衣草 4 滴、乳香 5 滴

- **使用方法** | 建議一天可塗抹在患部 4 ～ 6 次。如果疼痛厲害，可加強在「合谷穴」、「太衝穴」、「足三里穴」塗油後指壓。每個穴位可按 1 ～ 2 分鐘，或出現痠脹感即可。每天 2 ～ 3 回。

·04· 筋膜肌腱關節的疼痛與配方

牽一髮動全身的「筋膜」

我們的身體除了肌肉以外，在肌肉上覆蓋了由排列緊密的膠原纖維組成、具有彈性的結締組織，由淺而深遍及全身，並包覆於肌肉、神經、血管、內臟、頭顱及腦的周圍，具有支撐骨頭、血管、神經、內臟等部位的功能，因此也被稱作「第二骨骼」。

所以當身體有一處筋膜承受過大的拉力時，或者運動不足、年齡增長、長期姿勢不良（如：駝背或盤腳）等，可能會使部分筋膜產生沾黏，如此一來，體內的筋膜就會相互拉扯，肌肉也變得僵硬，身體也會產生歪斜、不對稱的狀況。長久下來，還可能降低淋巴和血液循環，關節也可能會出現疼痛，可謂「牽一髮動全身」。

好好活動「關節」很重要

關節是骨與骨連結的地方，由結締組織完成連結的任務，在人體中的主要功能是樞紐作用。關節由關節囊、關節面和關節腔構成，具有穩定、保護、避震的作用。

骨骼與骨骼之間，有關節軟骨和內含的關節液可以緩衝保護、減緩壓力，如同避震的效果，可以降低關節與關節面的磨擦。如果長期磨損關節面，或是因為年紀使得關節液減少，也會使得活動時產生不穩定的狀況。

「韌帶」可維持關節穩定度

骨骼系統裡另一重要軟組織就是韌帶，由膠原纖維束所組成。主要的功能是連結關節中骨頭與骨頭間的構造，如此便能穩定關節，讓關節維持在正確的地方，並能讓肢體做各種角度的活動，維持一定的強度和穩定度，讓肢體受力或施力時，可以經由肌肉和關節有效的傳遞力量，讓關節發揮其作用。

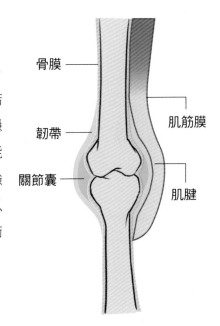

骨膜

肌筋膜

韌帶

關節囊

肌腱

「肌腱」如同鋼索和肌肉相互依存

在身體結構中，肌腱與韌帶均屬於軟組織，由膠原纖維束組成。肌腱有別於韌帶，是連接骨頭到肌肉的構造，同時具有柔軟度和高強韌性的結締組織。肌肉通過拉動肌腱產生運動，而肌腱又連接到骨骼，如此讓身體關節能夠發揮活動和支撐的功用。

如果肌腱斷了，肌肉與骨頭間的力量無法傳遞，便無法帶動肢體，無法產生活動。肌腱與韌帶非常相似，但因肌腱的血液供應較弱，所以當它受傷時需要較長的時間恢復，你可能聽過一些運動選手的阿基里斯腱斷裂後，讓整季的賽事報銷，就是這個緣故。

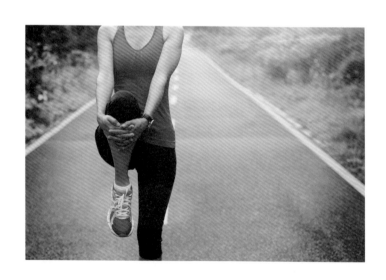

01

| 筋膜肌腱關節 |

狹窄性肌腱滑膜炎
（媽媽手）

俗稱媽媽手，主要是因為長時間重複手部動作，過度使用或施力不當，導致上肢的筋骨結構出了問題，它是指大拇指靠近手腕側邊的伸側拇短肌肌腱與外展拇長肌肌腱之狹窄性肌腱滑膜囊炎。臨床上患者常表示，拇指近手腕處的位置疼痛及腫脹，甚至無法使力。如果發生粘黏，大拇指會有緊繃感、活動時會有「卡卡」的感覺，甚至可觸摸到凸起的腫塊，這是因為腱鞘發炎增厚的現象。如果置之不理，可能產生疼痛、手腕使不上力氣、拇指活動度變小。

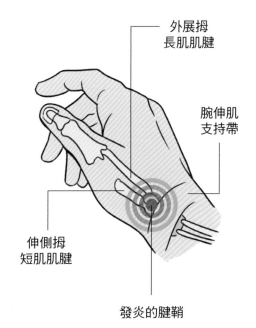

外展拇
長肌肌腱

腕伸肌
支持帶

伸側拇
短肌肌腱

發炎的腱鞘

照護治療方向

患者在家能做的除了藥物治療外，最重要是休息、避免長時間或重覆過多使用拇指的動作、平時多多做伸展運動。第一步就是讓患部休息，雖是很簡單的方式，但對許多人來說，大大小小的事都要使用到手腕，尤其對患者來說要讓手腕徹底休息是一件困難的事。另外可使用副木、護具固定，來達到保護的作用。臨床上會給予口服藥物治療（非類固醇類的抗發炎藥物、肌肉鬆弛劑等）也是有幫助的。無法有效改善時，可在患部局部注射類固醇治療。少數仍無法改善的病例，可以考慮接受手術。

中醫與芳療上的建議

中醫理論認為「媽媽手」主要是局部過勞和氣血不順，營養無法送達患部所產生的問題，因此防治措施主要是避免腕部過度勞損，並調養氣血、舒展筋骨、活絡氣血。發病初期如同西醫治療，要減少局部活動，如果疼痛腫脹厲害，且已造成日常活動有極大困擾的患者，可搭配內服活血化瘀的中藥以及針灸治療，可達到良好的效果。

你可以這麼做

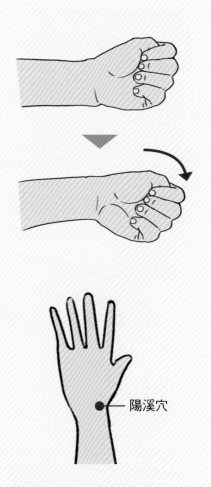

STEP 1 活動：

　　大拇指朝上，手伸直。將大拇指彎曲，包覆在拳頭之中。將大姆指慢慢往下壓，過程中有緊緊的感覺是正常的，但如果疼痛，活動的角度就不要這麼大，慢慢地增加活動度，可以一天 3 次，一次 10 下，每下停留約 10 秒鐘（如圖）。可幫助疼痛位置的氣血暢通循行。

STEP 2 熱敷：

　　在患部（剛好位於「陽溪穴」）上輕輕塗上精油，搭配熱敷，達到活血化瘀的效果。精油可使用川芎、當歸、薑、黑胡椒、永久花、真正薰衣草等。

陽溪穴

【陽溪穴】位於拇指下方手掌與手腕相交的凹陷處。

STEP 3　按摩穴位：

　　患部不宜按摩，以免加重腫脹的情況。可利用一些遠端的穴位按摩獲得改善，例如：「合谷穴」、「曲池穴」、「尺澤穴」、「手三里穴」等穴位，有助氣血流通到患處。

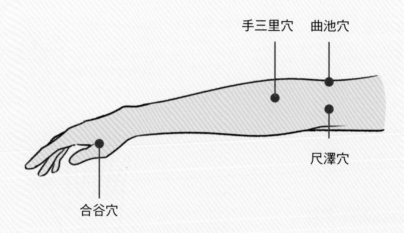

【曲池穴】位於手肘外側端，肘彎起後橫紋結束的凹陷處。

【尺澤穴】位於肘橫紋中，肱二頭肌腱外側的凹陷處。

【手三里穴】與曲池連線上，曲池下 2 寸（3 指橫寬）。

【合谷穴】在第一掌骨跟第二掌骨間，兩條筋的中間。

STEP 4　固定休息：

　　經過簡單的活動及熱敷後，有助於減輕腫脹及疼痛，但充分休息才有助於患部康復。注意不要用患側的手提重物或過度使用，如有需要可配戴護腕固定傷患部位。

● 【狹窄性肌腱滑膜炎】芳療配方

● **精油配方**｜ 山金車浸泡油 20ml、黑胡椒 6 滴、永久花 4 滴、乳香 4 滴、真正薰衣草 6 滴

● **使用方法**｜ 急性期可塗抹在患部，配合伸展或熱敷。另外也可配合上述的穴位按摩一同使用。
注意「陽溪穴」在急性發作期不建議直接按壓，待進入恢復期除了重覆伸展、熱敷外，也可開始輕柔地在患部按摩。另外，將配方製作成精油藥布，貼敷於患部也相當有效。媽媽手、網球肘、高爾夫球肘等，都是常見的肌腱發炎所造成的問題，皆可使用上述精油處理。

02

| 筋膜肌腱關節 |

慢性沾黏性關節囊炎
（五十肩）

肩關節是我們人體活動度最大的關節，而五十肩是一種肩關節使用過度所產生的病變，因好發在五十歲左右的人，所以又稱「五十肩」。使用過度的肩關節囊，會因為發炎而變厚、纖維化、關節液減少，漸漸地減損關節活動能力，並出現關節沾黏，導致肩關節活動的角度愈來愈小，彷彿凍結，因此又稱為「冰凍肩」。

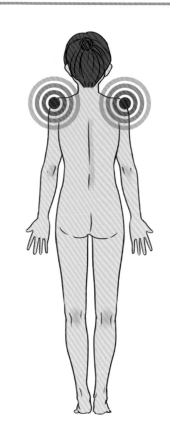

有些人還可能造成關節囊發炎或沾黏，像是手臂受傷固定肩膀或骨折上石膏的病人，都會因為肩關節受傷怕痛而不敢活動，而造成關節囊膜沾黏。另外，有脊椎相關疾患、曾動過心臟手術、乳癌手術的患者，都是五十肩的好犯族群。

五十肩症狀

罹患五十肩，患部的肩部將難以正常活動，也會產生疼痛，進而影響生活功能與舒適度。常見的五十肩症狀有以下幾種：

- 側睡時無法躺向患側
- 慢性肩部疼痛
- 關節活動度變小，無法抬高或向外旋轉

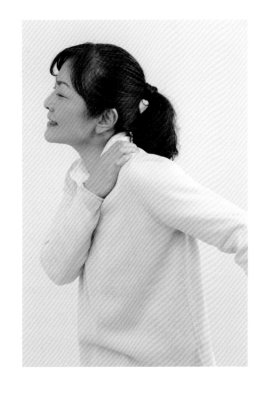

五十肩的治療

治療五十肩首要目標，是改善因為疼痛而不敢活動的惡性循環，並可以慢慢訓練，以恢復肩關節的活動度。一般可分為三大階段，首先以消炎藥物、復健（牽引俗稱拉腰、超音波、熱敷等）與關節運動為主，如果無效，就可考量增生注射治療。如果上述方式都無法改善，持續酸痛，就可以考慮外科手術。

中醫與芳療上的建議

「沾黏性肩關節囊炎」是一種肩部疼痛使活動受限的疾病，在中醫觀點上，因內在氣血不足，如肝腎氣血虛損、年老體衰，以致筋脈氣血不足，無法獲得足夠營養。

另外，風寒濕邪之氣，也會趁著人體虛弱時，侵犯到肩部經脈，導致氣血阻滯、筋脈凝滯，或外感風寒濕邪及外傷筋骨失治，都會引起肩關節功能退化。可藉由中藥、針灸和推拿來治療。中藥主要是在活血化瘀，再加上顧脾胃的用藥，可以調氣血，並配合運動復健，使沾黏的關節囊能夠儘快修復。

精油的使用上就可選擇活血化瘀的品項，如當歸、川芎、薑、黑胡椒、乳香、沒藥都很適合。

下述六個穴位能改善肩膀卡卡問題，按摩方式可利用手指，按揉穴道 10 秒鐘，休息 5 秒，一個穴位約 3～5 分鐘。

【肩髃穴】手臂外展或平舉時，肩部出現兩個凹陷，肩峰前下方凹陷處。

【肩貞穴】在肩關節後下方，手臂內收時，手臂夾縫與腋窩交接處的上方 1 寸。

【天宗穴】正坐或俯伏位，在肩胛岡（肩胛骨背面的上部）下緣與肩胛骨下角連線，在 1/3 交接處。

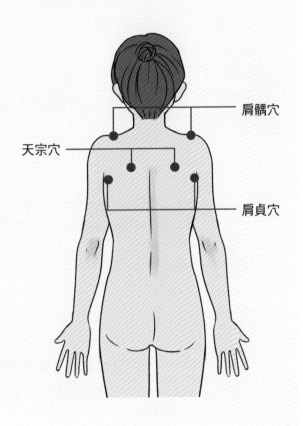

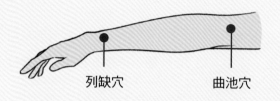

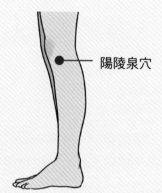

列缺穴　曲池穴　陽陵泉穴

【曲池穴】手肘彎曲，外側的橫紋尾端。

【列缺穴】兩手拇指張開，虎口接合交叉，食指位置處。

【陽陵泉穴】陽陵泉穴位於小腿的外側，在膝蓋斜下方1寸處，約2指橫寬的距離。

● 【慢性沾黏性關節囊炎（五十肩）】芳療配方

- **精油配方** | 山金車浸泡油20ml、川芎6滴、乳香5、藍膠尤加利5滴、甜馬鬱蘭4滴。

- **使用方法** | 塗抹於患部或上述穴位上按摩，搭配復健的伸展或熱敷，都有助於症狀的改善。將配方製作成精油藥布貼敷於患部，也相當有幫助。最重要的是，症狀改善後，持續適度的活動，避免關節囊發炎或沾黏，才可以避免五十肩又再度復發。

03

| 筋膜肌腱關節 |

退化性關節炎

退化性關節炎是關節疾病中最普遍的一種，造成退化性關節炎的原因可分為兩大類：

1.原發性關節炎：

以老化及肥胖為主要因子，軟骨內蛋白聚糖隨著年齡增長而受損、分解，而肥胖的人，因關節承受壓力較大，所以容易造成關節軟骨的磨損。

2.續發性關節炎：

因為受傷、遺傳、先天性關節發育異常、代謝疾病、感染而引起關節軟骨的受損，引起的退化性關節炎。

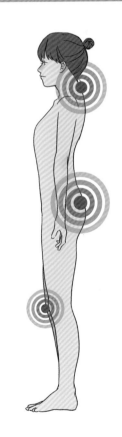

好發部位及症狀

　　受影響的主要是負載全身重量與活動量大的關節，包括頸椎、腰薦椎、膝關節、髖關節等，其他受影響的關節，還包括手部活動量很大的指關節。患者早期症狀為鈍痛或痠痛。上下樓梯會較疼痛，活動時出現「喀卡」聲響，休息後會有關節僵硬的感覺。多數人一早起床時會感覺僵硬，下床運動後，症狀稍稍緩解。而天氣和濕度改變時，關節便如同氣象台，馬上產生腫脹發炎、疼痛等症狀。

治療方式

- 改善生活習慣：如果體重太重需控制體重、避免讓關節長期維持同一個姿勢、注意患部關節保暖、站姿與坐姿要正確、少穿高跟鞋。另外，規律運動、強化肌力對患者來說很重要。
- 藥物治療：以藥物來緩解疼痛，第一線藥物使用非類固醇的抗發炎止痛藥。此藥可短期減輕疼痛及發炎，但長期使用就要小心其副作用，一定要按醫囑用藥。
- 復健治療：超音波、遠紅外線、熱療、電療、運動治療等。
- 輔助治療：軟骨保護劑，口服的軟骨素、葡萄糖胺，及關節內注射玻尿酸。
- 手術治療：當上述治療無法有效改善疼痛時，最後考慮手術治療。可採用「關節鏡手術」清除異物及切骨術治療。另外也有「人工關節置換術」，建議透過醫生評估後執行。

中醫與芳療上的建議

　　從中醫學角度看，膝退化關節炎也是屬於中醫的「痺症」範圍。痺症簡單來說，就是人體本身養分氣血失調、虧損，也因本身正氣不足，所以外在的風、寒、濕、熱等外邪容易侵入人體，使得經絡阻滯，導致氣血運行不暢，因而產生疼痛與活動上的障礙。

　　所以局部痠痛乏力的症狀嚴重時，在運血位施針，並配合灸法熱療、推拿、藥浴等，對於疏通經脈的氣血瘀滯，以及緩解局部不適的症狀效果頗佳。另外，搭配內服中藥，利用五行中概念滋養肝腎陰血，有助於濡養筋骨，減緩關節結構退化的病程發展。

　　退化性關節炎較常見的磨損在手指、髖部與膝關節。穴位按摩可找出以下對應的位置並加以按壓。

按摩手法可利用手指,按揉穴道 10 秒鐘,休息 5 秒,
一個穴位約 3～5 分鐘。

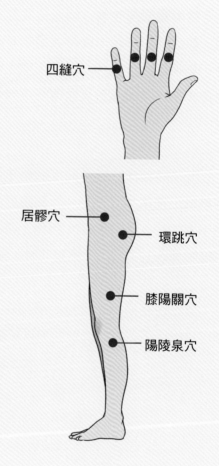

【四縫穴】位於第 2～5
指掌面,第 2 關節橫紋中
央。

【環跳穴】位於臀部兩側,
站立緊繃臀部時,股骨凸起
點上方的凹陷處。

【居髎穴】位於髂前上棘與
股骨大轉子最凸點連線的中
點處。

【膝陽關穴】陽陵泉穴上 3
寸,股骨外上髁上方的凹陷
處。

【陽陵泉穴】陽陵泉穴位於
小腿的外側,在膝蓋斜下方
1 寸處,約 2 指的距離。

四縫穴

居髎穴

環跳穴

膝陽關穴

陽陵泉穴

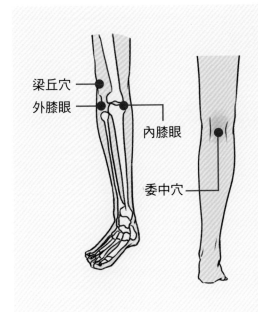

【內外膝眼】膝關節下兩側有凹陷形如眼窩。

【梁丘穴】膝髖上方股四頭肌隆起處。

【委中穴】位在膝蓋後直線中點，也就是膝膕的正中間。

梁丘穴
外膝眼
內膝眼
委中穴

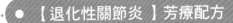

● 【退化性關節炎】芳療配方

● **精油配方**｜山金車浸泡油 20ml、川芎 6 滴、薄荷 5、藍膠尤加利 5 滴、甜馬鬱蘭 4 滴。

● **使用方法**｜可調配具活血化瘀的精油，並搭配具消炎與止痛的精油。急性期時可將配方製作成精油藥布貼敷於患部，或直接塗抹於患部。搭配穴位或熱敷、精油泡浴的方式，都有助於改善退化性關節炎的不適。恢復期適度的活動、注意日常保健，搭配精油塗抹也能減少疼痛發生的狀況。

04

| 筋膜肌腱關節 |

足底筋膜炎

足底筋膜是一層厚實的結締組織，連接腳跟並延伸至五根腳趾的筋膜組織，除了支撐的功能外，也如同避震器，能夠吸收體重及動作帶給足底的衝擊力道。當我們過度使用或是承受過大的壓力，足底筋膜容易產生微小撕裂傷，受傷後足底筋膜會發炎、腫脹、脆弱，站或走路時就會感到疼痛。

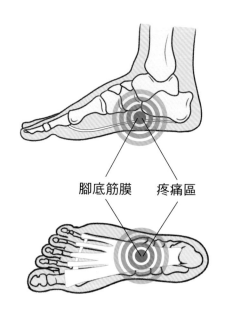

腳底筋膜　　疼痛區

發生原因

因年老退化、鞋子不合腳、運動過度、承重過度、長時間站立、行走於凹凸不平路面（健康步道），或先

天結構異常等原因，使足底筋膜承受過多的負擔，甚至使足底筋受損，血液循環變差，久而久之便會出現足底筋膜炎症狀。為什麼痛點多在腳跟？因為人體大約有 60% 的重量集中在腳跟，所以足底筋膜最容易受損的地方就是在腳跟。

足底筋膜炎症狀

腳跟（底）疼痛，是足底筋膜炎的典型症狀，臨床上，疼痛狀況可細分為以下幾類：

- 按壓腳跟處之後會產生僵硬和疼痛感。
- 早上起床，腳一碰到地板，腳跟（底）會出現明顯刺痛感，稍微走動後可緩解痛感。
- 站立過久、長時間走路活動後，出現腳跟（底）疼痛。
- 足底大腳趾向後扳時，腳跟（底）會產生疼痛。（如果腳底部疼痛常發生在半夜或睡覺時，就比較不像是足底筋膜炎的問題，較有可能是足跗骨隧道症候群，這類神經損傷是由壓迫造成。）

治療方式

1. 藥物治療：使用口服非類固醇消炎止痛藥物，或施打自體血漿製劑，或施打類固醇。
2. 物理治療：發作時需適度休息，避免過多的活動。物理治療方面包括：經皮電刺激止痛、超音波或短波等的深層熱療放鬆、足底筋膜

伸展運動。

3. 訂做合適鞋墊：維持足弓良好的結構，良好的支撐與保護，可減少足弓拉扯足底筋膜。

4. 體外震波治療：利用震波能量，透過刺激，讓發炎的位置能新生良好的循環，強化自我修護的能力。目前有相當多研究證實其療效。

5. 筋膜切開術等手術治療。

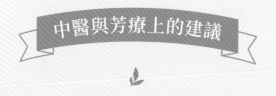

中醫與芳療上的建議

　　足底筋膜屬於足少陰腎經經絡通過之處，中醫五行認為「肝主筋、腎主骨」，年老體衰及肝腎虛損的狀況下，容易造成筋骨退化、氣血衰退虛弱，導致運動功能下降，因此「足底筋膜炎」與「腎氣不足、肝腎虧損」有關。在治療上可採用中草藥，以行氣止痛、補養筋骨、舒筋活血之中藥來治療。針灸治療，可選取「太谿穴」、「陽陵泉穴」、「崑崙穴」、「承山穴」、「大陵穴」等局部穴位以及遠端穴位來針刺，通經活絡。也可配合遠紅外線光照射，達到灸法之效果，除了放鬆過度緊繃的肌肉、筋膜，以減少疼痛外，也能減少發炎反應，加快組織修復，縮短病程。

穴位按壓

平時可按壓「湧泉穴」、「承山穴」、「太谿穴」、「陽陵泉穴」等穴位，也可針對足太陽膀胱經、腎經、膽經穴位按摩，放鬆局部緊張之肌肉與筋膜。

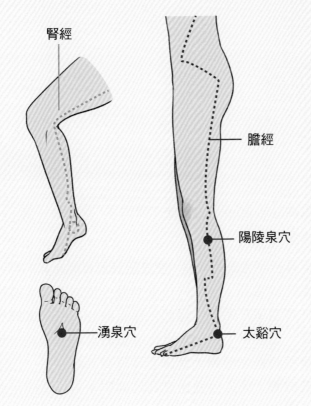

腎經

膽經

陽陵泉穴

湧泉穴

太谿穴

【陽陵泉穴】陽陵泉穴位於小腿的外側，在膝蓋斜下方 1 寸處，約 2 指的距離。

【太谿穴】足內側內踝後方，當內踝尖與跟腱之間的凹陷處。

【湧泉穴】位於腳底前三分之一凹陷處。

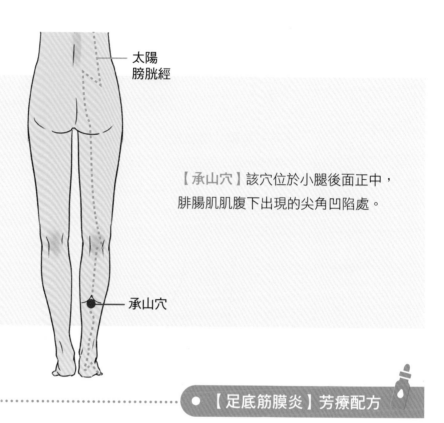

太陽
膀胱經

【承山穴】該穴位於小腿後面正中，
腓腸肌肌腹下出現的尖角凹陷處。

承山穴

● 【足底筋膜炎】芳療配方

● 精油配方 | 山金車浸泡油 20ml、薑 6 滴、薄荷 5、迷迭香 5 滴、神聖
羅勒 4 滴。

● 使用方法 | 可調配具舒筋活血的精油，並搭配具消炎與止痛的精油。
直接塗抹於患部，搭配穴位或熱敷、精油泡浴。將配方
製作成精油藥布貼敷於患部，都有助於改善足底筋膜炎
的不適。要注意，如果因退化導致的足底筋膜炎，足底
的按摩不可過度頻繁，臨床上發現有許多長輩，因不當
的足底按壓，或去公園過度踩踏健康步道，造成足底筋
膜炎反覆發作。

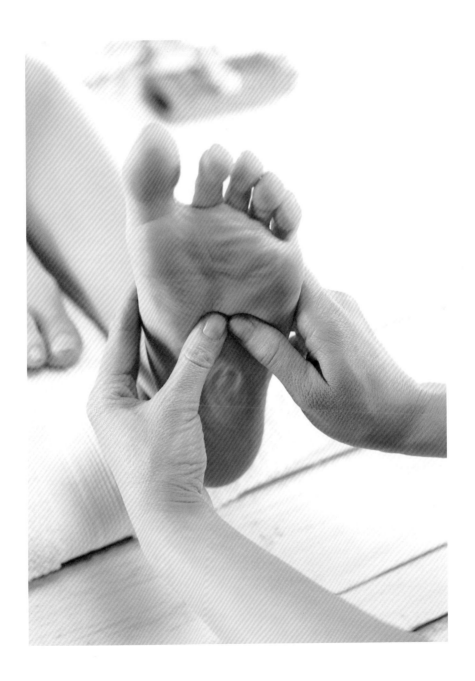

內臟器官的
疼痛與配方

·04·

前面三節提到的多屬於身體表面感受到的疼痛，稱之為體感痛。體感痛可以明確指出疼痛部位，但內臟疼痛因位置較模糊，病患通常無法指出明顯的位置，往往讓人困擾。

想知道自己是否有內臟疼痛問題，可觀察下列特點：

- 位置不明確，痛區邊緣不易確定，如許多人無法準確指出是心臟痛或胃痛。
- 疼痛常呈現緩慢增強，持續時間較長，但有時也會迅速轉為劇烈疼痛。
- 內臟疼痛常伴隨著轉移痛，如心絞痛也常伴隨左肩、手臂疼痛，腎臟問題會有肚臍下方延伸至大腿的疼痛。
- 疼痛可能會伴隨著噁心、發熱、全身不快和情緒上的反應，嚴重影響患者的生活品質。

01

| 內臟器官 |

胃痛

胃痛是現代人常見的生活習慣病（文明病）之一，尤其是出現在壓力大、飲食作息不正常的人。常見的胃痛狀況，可能是因為不良的飲食、生活習慣、胃部疾病，造成胃酸分泌過多，讓胃黏膜受損發炎、潰瘍，產生疼痛，常會出現上腹部疼痛與不適的狀況。如果出現上腹痛，並伴隨以下症狀時，就更有可能是胃部出了問題：1.心口附近灼熱感 2.打嗝、放屁頻繁 3.脹氣或者易飽。

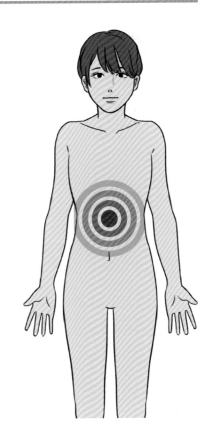

但是上腹部的疼痛不一定都是胃痛，也可能是肝膽、胰臟、心臟等部位的疾病。下列表格簡單整理其他上腹部疼痛的位置與可能的原因，如果有任何不適，還是要

尋求正統的醫療途徑，需要仔細詢問相關疾病史或進行檢驗才能夠判定病因，芳療僅能提供症狀的輔助效果。

上腹部疼痛的可能原因		
部位	右上腹	左上腹
可能原因	● 吃完油膩飲食後脹氣、疼痛或發燒 → 膽囊疾病 ● 食慾不振、發燒、上吐下瀉、黃疸 → 各種肝疾病 ● 脹氣、想吐、疲倦且尿液顏色變濃 → 肝硬化 ● 脹痛、呼吸困難且下肢水腫 → 肝充血 ● 緊繃感或隱隱刺痛 → 大面積肝癌	● 後方腰、背部鈍痛到劇痛 → 胰臟發炎 ● 飯後腰痠背痛，且駝背時症狀會減緩 → 胰臟結石 ● 腰背劇痛、食慾不振、體重減輕，膚色變黃且大便灰白 → 胰臟癌 ● 發生在行走活動時、聚餐後、天氣突然變冷發生疼痛 → 心臟疾病

可從下列來看看胃痛的症狀，以及分辨可能的胃部疾病。

1. 胃痙攣

突然上腹劇痛、嘔吐，疼痛會在 1 ～ 2 時後緩解，可能伴隨著腹瀉。可能原因為飲食不當、情緒壓力、菸酒刺激、肝膽腸胃疾病、婦科疾病、藥物影響。

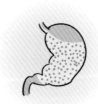

2. 胃潰瘍

進食後約半小時上腹部會疼痛，且規則性疼痛為特徵。胃潰瘍有個常見的因素是因幽門螺旋桿菌傷害，或是長期飲酒、使用阿斯匹靈等藥物，造成胃黏膜脆弱。其他症狀可能會產生黑便、上腹灼熱疼痛、吐血等症狀。

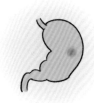

3. 十二指腸潰瘍

進食前會腹痛，或在半夜痛醒，吃點東西可緩解疼痛。長期吸菸、壓力大、幽門螺旋桿菌都可能使胃酸分泌過多，過多的胃酸進入十二指腸時，就會造成十二指腸的傷害、潰瘍，產生打嗝、煩躁、倦怠、黑便、貧血等症狀。飢餓時症狀會更明顯，所以十二指腸潰瘍的患者容易在睡夢中痛醒。

4. 胃炎

胃炎是指任何病因引起的胃黏膜發炎。最常見的症狀是上腹痛，其他可能的症狀包含：打嗝、噁心、嘔吐、腹脹、食慾不振，以及胸口灼熱感，甚至有患者是沒有症狀的。常見的胃炎成因包含：不乾淨的食物、咖啡、酒精、幽門螺旋桿菌感染和使用非類固醇消炎止痛藥。

5. 胃食道逆流

　　口有酸味、咳嗽、胸痛、喉嚨疼痛、有異物感，平躺時症狀更明顯。常見的原因有：下食道括約肌異常、胃排空障礙、橫膈膜疝氣。高危險族群是：肥胖、懷孕、吸菸、壓力、生活飲食習慣不佳、藥物影響等。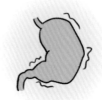

自我緩解對策和治療

　　初期透過調整生活、飲食習慣和服用藥物，就可能緩解上述胃部不適症狀，如果無法改善，則建議就醫做進一步的檢查與治療。

1. 正確的飲食習慣：三餐定時定量，不暴飲暴食，避免餓過頭或吃太多。吃完飯不要立刻躺下，或抬高床頭避免胃酸回流，至少睡前 3 小時不要吃東西。

2. 少吃太甜、太酸、太油、太辣、冰冷、酒精類、不易消化或易產氣食物，以及抽菸，都可能會讓胃酸增加或使食道括約肌鬆弛。

3. 壓力太大，容易使胃部蠕動減低、胃酸分泌增加，造成胃脹氣。可以了解看看，當自己面臨壓力時，是不是容易有胃脹不適的現象，此時應學習紓解壓力，有助改善此問題。

4. 減少胃部壓力，如減重或勿穿太緊的衣物，不要彎腰駝背，挺直的姿勢有助減少賁門（下食道括約肌）的壓力。

5. 缺乏運動的人少了運動刺激、胃蠕動差、排空差，就容易胃脹氣。建議飯後休息 30 分鐘以上，起身走一走、散步，有助於胃腸蠕動幫

助消化,但切記不要激烈運動。

6. 依不同成因給予藥物,如促胃動力藥、抗酸藥、抗幽門螺旋桿菌藥、胃黏膜保護藥等不同類型的胃藥。很多人會自行購買腸胃藥,如果長時間服藥後無法改善,建議找專科醫師檢查評估,並依醫生處方用藥。

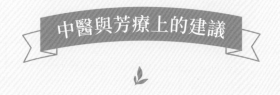

中醫與芳療上的建議

　　中醫理論認為,胃主受納(也就是儲存食物),無法妥善儲存食物,就容易出現陰虛。另外,胃具有磨化腐熟的功能,如同西醫觀點,負責將食物初步消化,但不同的是,在中醫裡搬運食物靠的是陽氣,如果胃的運送功能不好,推不動食物,就是陽虛,就容易會有消化不良的狀況產生。

　　中醫治療胃痛,從辨證識病到用藥,其脈絡可說是既清晰又靈活,胃部不適採中醫治療成效也相當顯著。另外,也可以試試能緩解胃痛的穴位按摩。用大拇指深按 10 下為 1 次,各穴位可交替按摩 3 次。

穴位
按壓

- 緩解胃痛的「中脘穴」。
- 緩解壓力型胃痛的「太衝穴」。
- 停止胸悶、胃酸、打嗝的「內關穴」。
- 促進腸胃蠕動的「天樞穴」。

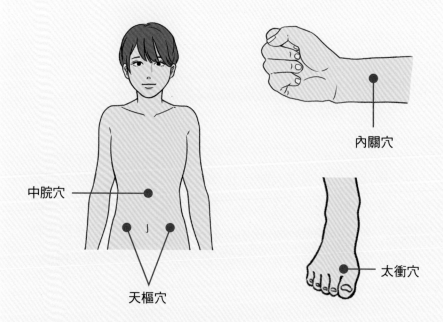

中脘穴

內關穴

天樞穴

太衝穴

【中脘穴】肚臍上，6 指橫寬距離。

【太衝穴】腳背上，大拇指和第二指指縫間，往上 1 個姆指寬處。

【內關穴】手腕關節上 3 指橫寬處。

【天樞穴】肚臍兩側各 3 指橫寬處。

● 【胃痛】芳療配方

精油建議 | 促進消化的精油如：甜羅勒、甜馬鬱蘭、甜橙、檸檬、山雞椒、薑。

另外，如果因為情緒壓力造成胃痛，可能會有胃痙攣造成的疼痛感，可以使用甜馬鬱蘭、甜羅勒、羅馬洋甘菊、真正薰衣草等精油，都具有解痙的效果。塗抹部位主要為腰部，也可針對穴位塗抹按壓。

精油配方 | 橄欖油 20ml

甜馬鬱蘭 4 滴

甜橙 3 滴

山雞椒 3 滴

羅馬洋甘菊 2 滴

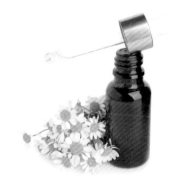

使用方法 | 容易胃痛的人，可在餐後將油抹在胃與腹部上，配合順時針按摩與穴位按壓。上述配方為3%，如果將配方調合到10%，可在胃痛發作時緊急緩解疼痛。還是要提醒，如果長期胃痛也無法得到改善，請儘早就醫。

02

|內臟器官|

大腸激躁症

大腸激躁症（腸躁症）是一種長期腸胃道蠕動功能異常的病症，常伴隨著反覆性腹痛或排便異常，對患者的日常生活及生活品質時常造成負面影響。病人常見的症狀有腹脹、腸鳴、腹瀉、便祕、腹痛、大便有黏液、解便時感覺未排乾淨等，也可能出現非腸道的症狀，例如頭暈、疲倦、泌尿道或婦科等問題。

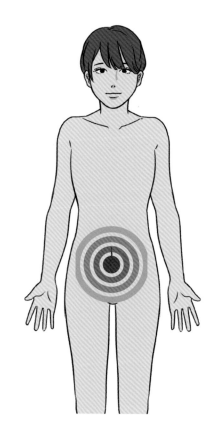

腸躁症的病因機轉還不明，目前研究認為，可能與腸腦調節的障礙有關，進而影響腸道的蠕動功能與調節能力。全球發生率約有 11% 以上，女性多於男性，在台灣，約有 10 ～ 20 % 某些特定人群（如有遺傳傾向者），暴露於外來環境（如壓力、

焦慮、憂鬱情緒）時，可能會改變腸道滲透性、腸道微生物菌叢失調，因而導致胃腸道症狀。建議尋求臨床醫療評估，並排除其它可能引起相似症狀的疾病，例如感染、發炎、潰瘍、癌症等，才能確立腸躁症的診斷。

治療照護原則

腸躁症不危害生命，治療目標以減輕徵狀、恢復正常生活型態和提高生活品質為主。由於大腸激躁症通常表現出來的是複合型症狀，所以臨床上必須針對病人的主要症狀及其類型給予治療，可分為以下幾種：

1. 增加身體的活動力：運動有助身體健康、紓解壓力，也有利於減輕腸躁症。
2. 改善飲食：增進腸道的功能和身體的健康，需要均衡的飲食、規律的進食時間、增加高纖維含量的食物、喝足夠的水分、避免刺激且難消化的飲食等。
3. 減少壓力並找出面對壓力方式：有腸躁症的人這種現象更頻繁更嚴重，而發生的疼痛與排便異常，對病人來說是另一種壓力。
4. 藥物使用：若症狀為腹痛及脹氣，可使用解痙劑、抗憂鬱劑。而腹瀉型腸躁症，可給予止瀉劑、膽酸結合劑等。便秘型腸躁症，可使用纖維素（Fiber）、滲透型緩瀉劑、氯離子通道活化劑。

最後還有一些小建議，也許可以幫助你減輕症狀。
1. 泡溫水澡或熱敷腹部，都有助於減輕疼痛。
2. 減少或停止攝取菸、酒和咖啡因，因為這些物質會刺激消化道。

3. 可以穿著舒適寬鬆的服裝，減少對腹部的壓迫。

4. 有排便感時應立即如廁，不要忍耐拖延。如廁時也應避免過度用力。

5. 目前有些益生菌也有助於減輕腸躁症的症狀。

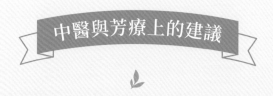

中醫與芳療上的建議

　　腸躁症的病因與情緒壓力最有相關，所以患者大多伴隨焦慮、緊張、易怒等情緒。而中醫的肝，除了具有調節全身血液、代謝與排毒等作用外，也與神經情緒的調節息息相關，所以中醫對腸躁症患者，首重調理「肝」，疏通鬱結的肝氣、補足耗失的肝血。

　　肝經氣血的升降也會影響大腸的功能，其肝疏泄會影響到脾胃的消化吸收（中醫稱為肝鬱傷脾），所以「疏肝理脾」是治療腸躁症的主軸，治療上也會視患者情況加入一點健脾益胃的藥材。

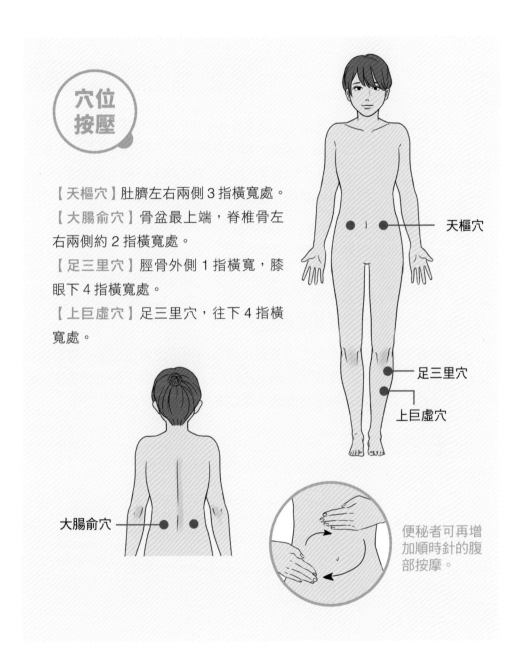

穴位
按壓

【天樞穴】肚臍左右兩側 3 指橫寬處。

【大腸俞穴】骨盆最上端，脊椎骨左右兩側約 2 指橫寬處。

【足三里穴】脛骨外側 1 指橫寬，膝眼下 4 指橫寬處。

【上巨虛穴】足三里穴，往下 4 指橫寬處。

天樞穴

足三里穴

上巨虛穴

大腸俞穴

便秘者可再增加順時針的腹部按摩。

【大腸激躁症】芳療配方

精油建議｜精油的使用上，如果是便秘者，可選擇檸檬香茅、山雞椒、甜羅勒、薑、薄荷。如果是腹瀉者，可使用羅馬洋甘菊、香蜂草、真正薰衣草、乳香、神聖羅勒。如果是易脹氣者，可使用甜馬鬱蘭、佛手柑、當歸、廣藿香、甜橙等。

精油配方｜橄欖油 20ml
甜馬鬱蘭 4 滴
甜橙 3 滴
山雞椒 3 滴
羅馬洋甘菊 2 滴

使用方法｜此配方原則上不管是那類型的腸躁症皆可使用，也可依自己的症狀去調整精油的比例。建議可以三餐飯後塗抹，晚上睡前除了塗油外，可以增加穴位按摩會更有幫助。

03

|內臟器官|

經痛

以前就有好幾位女性友人跟我說過，女生要生孩子，每個月又會不舒服，如果有下輩子希望可以當男生。經痛是指女性月經來潮期間出現的疼痛，典型的症狀大約 3 天，疼痛通常出現在骨盆或下腹部，其他的症狀包括背痛、腹瀉與噁心。

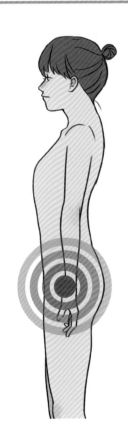

- 原發性痛經：無器質性病變，易發生於身體瘦弱、情緒抑鬱、生活壓力大的未婚女性。因為前列腺素濃度異常增加，好發於 13 ～ 19 歲年輕女性，大多從初經開始起 3 ～ 4 年內就有經痛。

- 次發性痛經：生殖系統的器官有器質性病變，如：子宮內膜異位症、子宮肌瘤、子宮或子宮頸先天異

常、骨盆腔發炎或裝置避孕器後，疼痛時間經常超過 3 天，且會持續到出血停止後幾天才緩解。好發年齡通常是已生產過的婦女或是中年婦女身上。

經痛自我照護與治療

1. 熱敷：

有相關的研究報告中指出，熱敷下腹部可以有效緩解經痛，而且止痛的效果可能與服用止痛藥物一樣有效。雖然熱敷的方式比口服藥物來得麻煩，但比較沒有副作用。熱敷也可能會提高其他療法的療效，例如服用藥物之後再進行熱敷的止痛效果，比起服用藥物之後沒有進行熱敷，緩解經痛的效果更好。

2. 生活作息：

是指日常生活上的規律運動、充足睡眠以及調解壓力。雖然在一些臨床研究中指出，運動對減緩經痛的效果比較不明確，但大多數研究認為運動之後，經痛發生的機率會降低，或是經痛症狀有所改善，即使不是為了減緩經痛，也應該保持運動的習慣，增強自己的體力。

3. 飲食和維生素：

要維持均衡的營養，生理期間避免吃刺激性與生冷食物。攝取高鈣低脂、含 Omega-3 脂肪酸的食物、補充維生素 B、C、蔬果等，減少攝取內臟和動物性脂肪。

4. 藥物治療：

　　服用非類固醇止痛藥或避孕藥以減輕疼痛。許多人痛到受不了才吃止痛藥，其實這樣反而無法有效抑制疼痛。一般來說，偶爾才經痛，痛時再吃即可，但是每次都會經痛，最好在發作前一天就先吃藥，效果才會好。原則上還是建議經過醫生評估後再按醫囑用藥。

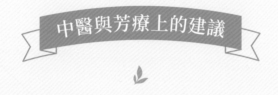

中醫與芳療上的建議

　　中醫根據「不通則痛」、「不榮則痛」的理論認為，氣為血帥，血隨氣行，氣行則血行，通則不痛，認為經痛主要是由於氣血運行不暢所致。在經期前後，因體質或是後天因素，使子宮的氣血運行不暢，易導致「不通則痛」。

　　而子宮未能得到適當的滋養，以致「不榮則痛」，也可能發生「痛經」，多半是由於氣血虛弱不足，子宮無法獲得血液充分的營養，導致缺血而疼痛，嚴重者會腹痛劇烈、面色蒼白、手足冰冷，甚至噁心嘔吐。

治療分別以「行氣活血」和「溫補氣血」達到止痛效果為原則，再依照不同體質開立處方。除了中藥治療外，經常搭配針灸雙管齊下，常用的穴位有「三陰交穴」、「太衝穴」、「血海穴」、「子宮穴」，有調經止痛的效果。也可在經期使用含有止痛中藥材的暖臍包來熱敷腹部肚臍，可降低腹部肌肉張力與增加血流，以緩解經痛。

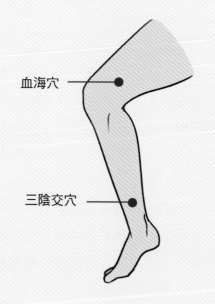

血海穴

三陰交穴

【三陰交穴】位於小腿內側，內踝高點往上3寸（4指橫寬）脛骨內後緣。
【血海穴】大腿內側，從膝蓋骨內側的上角，往上面約2寸（3指橫寬）寬筋肉的溝。

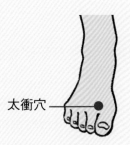

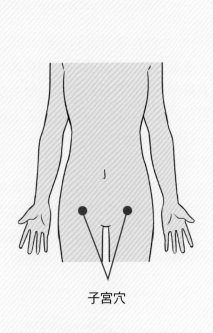

子宮穴

【子宮穴】臍中下4寸（5指橫寬），往前正中線旁開3寸（4指橫寬）。

【太衝穴】腳的大拇指和第二指指縫間，往上1寸（約1個拇指橫寬）處。

　　精油的運用上，通常會評估個案是否有子宮肌瘤、乳房腫塊等因荷爾蒙影響有關的婦科腫瘤。有部分的說法是，含類雌性激素荷爾蒙的精油，可能會導致潛在的婦科相關腫瘤生長，但是目前證據並未能証實。過去有過零星少數的案例出現，所以為了安全，我們都會提醒有相關婦科腫瘤的人，要小心使用植物性類雌性激素功效的精油。

精油建議 | 通常調配經痛的精油配方會建議考量的方向：調理荷爾蒙、活血、化瘀、止痛等方向；如果你的經痛已確定不是子宮肌瘤、巧克力囊腫所產生的，一般來說，精油配方中會使用具有調節荷爾蒙的精油，如：玫瑰、茉莉、玫瑰天竺葵、快樂鼠尾草、茴香、檀香、依蘭等。

另外，身體寒冷、手腳冰冷、易有血塊的狀況下，可搭配使用活血化瘀的精油，如：當歸、薑、丁香、神聖羅勒、松、廣藿香等。止痛的部分可使用真正薰衣草、甜馬鬱蘭、乳香、羅馬洋甘菊、佛手柑等。而羅馬洋甘菊或德國洋甘菊花具止痛與化瘀的效果，所以血塊多、又怕熱的人就適合使用。

精油配方 | 金盞花浸泡油 20ml
玫瑰天竺葵 4 滴
當歸 3 滴
羅馬洋甘菊 3 滴
真正薰衣草 2 滴

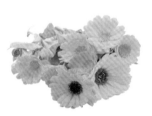

使用方法 | 身體寒的人可增加當歸的量，體質熱和有血塊的人可用羅馬洋甘菊或德國洋甘菊。調理方式，建議月經乾淨後，每天早晚塗抹在下腹部，至少睡前要執行一次，直到經期來才停止。另外可增加穴位的按摩，可有效減少每次經期來的不適感。

04

| 內臟器官 |

排尿疼痛

　　會造成排尿時疼痛的狀況有許多，如感染、發炎、結石、前列腺肥大等，但最常見的還是因感染所致，其中又以細菌和病毒感染所導致的膀胱炎最常見。

　　女性的尿道較短，男性的尿道較長，因尿道結構不同，女性較男性易產生尿道炎。而且開始性生活後，女性罹患尿道感染的機率也相對提高。

　　反觀，男性如果出現排尿疼痛的症狀，必須要做詳盡的檢查，可能是因為性病、腎結石或前列腺增生等問題導致的疼痛。

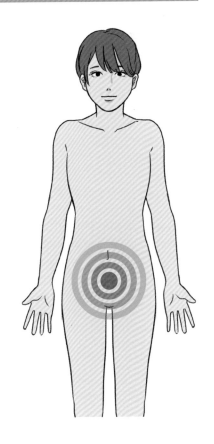

不同原因產生的排尿疼痛症狀

- 尿道炎及膀胱炎（下泌尿道感染）常見的症狀：下腹部不適、血尿、頻尿（有一直想尿尿但又尿不乾淨的感覺）、排尿時感到疼痛、尿道口會有白色的分泌物、尿灼熱感等。
- 腎盂腎炎（上泌尿道感染）常見的症狀：發燒（體溫高於攝氏38度）、腰酸背痛、畏寒顫抖、噁心嘔吐。
- 尿路結石常見的症狀：腰部或下腹部的間歇性鈍痛或絞痛，有時會合併噁心、嘔吐等腸胃道症狀，可能會出現排尿不順、解尿疼痛、血尿等。結石產生尿路阻塞時，會發生感染、會發燒，嚴重可能會出現敗血症。
- 攝護腺肥大常見的症狀：分阻塞性及刺激性症狀兩種。阻塞性症狀，包括小便時要等一等或斷斷續續、需要用力才解的出來、尿流量較細較無力、小便解不乾淨仍會滴滴答答。刺激性症狀，包括頻尿、急尿（一有尿會憋不住）、夜尿（晚上會一直爬起來上廁所）等。

排尿疼痛的照護與治療

1. 補充足夠的水分：養成一天補充 2 公升的水分，因大量的水可以把細菌沖離泌尿道。
2. 不要常常憋尿：憋尿會讓病菌有較長的時間在尿道滋長，建議至少 3 ～ 4 小時排尿一次。也建議在性行為後，記得清空膀胱及多喝水，有助於排出病菌。

3. 衛生紙正確擦拭：對女性而言，排便及排尿結束後使用衛生紙時，
   請由尿道往肛門的方向擦拭，避免腸道的細菌感染到尿道口。

4. 避免穿過緊的褲子：褲子如果穿得太緊、不透氣，可能讓會陰部變
   得較為潮濕悶熱，助長細菌滋生。

5. 攝取蔓越莓：研究發現蔓越莓果汁內，含有一種其他水果罕見的獨
   特濃縮單寧酸，可以防止細菌附著在泌尿道壁，降低感染機率，減
   輕不適感。不過在治療泌尿道感染方面，蔓越莓的治療效果仍存有
   爭議。

6. 應接受醫師的指示服用藥物，勿自行停藥以免造成復發或產生抗藥
   性。

   - **抗生素治療**：醫師會依據病人的狀況及尿道炎的感染菌種，來選
     擇合適的抗生素藥物。

   - **症狀治療**：有解痛解熱效果的普拿疼藥物，還有能緩解尿道炎所
     造成排尿不適的藥物，通常會配合抗生素來一起治療。

7. 在尿路結石與攝護腺肥大的問題上，也需要注意均衡飲食、減少菸
   酒、減重、適度運動等。醫師會給予藥物使用，也會視需要安排手
   術治療。

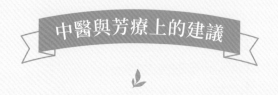

中醫與芳療上的建議

　　中醫把泌尿系統的問題歸於「淋證」，淋證症狀包含小便頻急、尿不乾淨、尿道灼熱、小腹疼痛等，這些和西醫所講的泌尿道感染症狀不謀而合。治療的大原則，是以清熱利濕為主。依疾病症狀的不同，再綜合患者的全身情況，分清虛實、辨證論治，先釐清是哪一種類型的感染，也要分清楚是何種體質，對症下藥之後，才能利用中藥來治本、改善體質。

穴位
按壓

【關元穴】肚臍正下方
3寸處（4指橫寬）。
【中極穴】肚臍正上方
5寸處（4＋3指橫寬）。

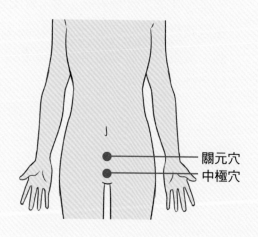

關元穴
中極穴

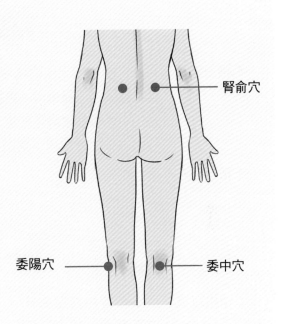

【腎俞穴】位於腰背部，第二腰椎下旁開 1.5 寸（約 2 指橫寬），和前面的肚臍眼齊平，正好是第二腰椎。

【委中穴】彎曲腿部時，膝關節的背面也就是凹陷處，最裡端的正中點（膕橫紋中點）。

【委陽穴】膝彎部膕橫紋外側端，股二頭肌腱內側緣凹陷處。

腎俞穴

委陽穴

委中穴

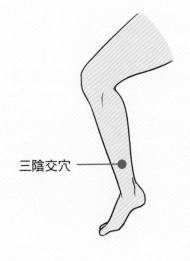

三陰交穴

【三陰交穴】位於小腿內側，內踝高點往上 3 寸（4 指橫寬）脛骨內後緣。

● **精油建議** | 可選擇抗菌效果佳的精油,如:茶樹、綠花白千層、桉油
醇迷迭香、山雞椒等。再搭配消炎退熱的精油,如:青蒿、
連翹、薄荷、德國洋甘菊、羅馬洋甘菊,以及利尿的精油,
如:絲柏、杜松果、葡萄柚、蘇格蘭松、玫瑰天竺葵等。

● **精油配方** | 荷荷芭油 20ml
茶樹 4 滴
青蒿 4 滴
杜松果 2 滴
葡萄柚 2 滴

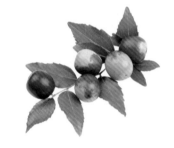

● **使用方法** | 建議將精油直接塗抹
在下腹部,就可以達
到減少排尿疼痛與灼熱等不適感。建議一天可使用 4 次,
三餐飯後睡前使用。
另外也可將配方油塗抹至會陰部,再搭配溫水坐浴。有些
人會直接將純精油滴入水中坐浴,要注意精油不溶於水,
較易造成刺激與灼傷,所以較安全的做法是調合到安全濃
度,塗抹於患部再浸泡。

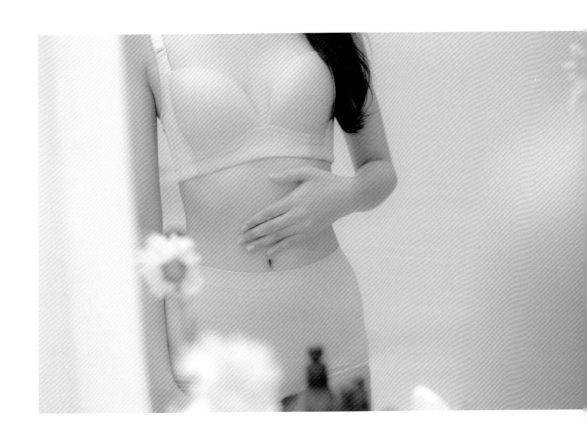

·05·

其它發炎的
疼痛與配方

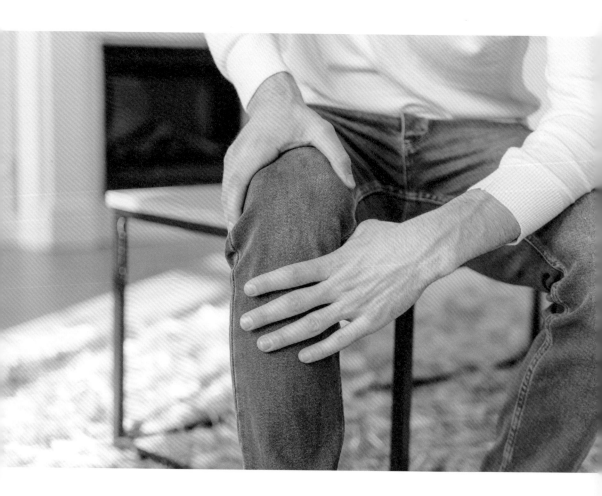

01

| 其他發炎 |

痛風

　　痛風是一種急性的關節炎，患者因身體內普林（Purine，或稱嘌呤）代謝異常，使體內產生太多的尿酸，或是無法有效的把尿酸排出體外，多餘的尿酸就會變成結晶沉積在關節，導致急性的發炎反應，所以又被稱為代謝性關節炎。

　　因為發作時真的非常疼痛，連碰都不能碰，甚至連風吹過去都會痛，所以叫做「痛風」。

　　多數人都認為痛風跟飲食有關，但痛風不只與飲食有關，也與遺傳、體質很有關係。如果身體排泄尿酸的功能不好，體內尿酸生成量和排出量無法平衡時，就可

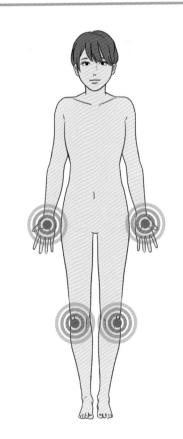

能造成血中尿酸過多。通常有家族史、性別（有 90% 是男性）、胖的比瘦的人更容易有痛風。

依據尿酸過多的原因，可以分成原發性高尿酸血症及次發性高尿酸血症：

- 原發性高尿酸血症跟遺傳較有關係，可能因為體質攝入高普林食物或體內尿酸生成過多，或是腎臟無法有效排出尿酸。
- 次發性高尿酸血症可能會因某些疾病，如肥胖、過度飲酒、高血壓、腎衰竭或服用某些藥物（如利尿劑 thiazide）而導致。

大腳趾關節是痛風最常發作的部位，其他依序是腳踝、膝關節，嚴重的狀況下，全身的關節部位都可能發生。通常痛風每發作一次只會在一個關節，但是下次的發作可能就會換到另一個關節。

痛風的治療與照護

急性痛風的治療可使用非類固醇消炎止痛藥（NSAID）、類固醇及秋水仙素。如果痛風時常發作，且尿酸值控制不佳等狀況，醫師會視狀況使用黃嘌呤氧化酶抑制劑或促進尿酸排除相關藥物。

除此之外，還需藉由生活習慣的改變，以減少痛風發作：

1. 減肥、維持標準體重。
2. 規律且適度的運動，並隨時補充水分。
3. 維持正常的生活習慣：不熬夜。作息不規律會增加身體疲勞，導致

身體代謝變慢，同時也會影響尿酸代謝。

4. 飲食的控制：

- **避免酒精類飲料**：酒精（如啤酒及烈酒）會在體內代謝成乳酸，影響尿酸的排泄，並且加速尿酸的生成。因此痛風患者要避免酒精類飲料，而咖啡及茶等無糖飲料則可以飲用。

- **避免精製糖食物**：含糖飲料（尤其是含有果糖及蔗糖的飲料）、冰淇淋、蛋糕等精製糖食物要避免食用。

- **蛋白質的攝取**：對於高普林食物，如：動物內臟、海產類（海參、海蜇皮除外）、紅肉（牛、羊、豬肉）要避免過量食用。此外，如：豆腐、豆漿、豆乾等黃豆製品及其他豆類食物，基本上可以食用。

- **蔬果的食用**：蔬菜除了含高普林的海帶及乾燥香菇不宜大量食用外，其他如：豆苗、豆芽皆可食用。水果方面則不太有特別的禁忌。

- **醣類攝取**：正常的五穀根莖類的食物都可以適量攝取食用，但精製的「糖」就應該要避免。

- **少吃脂肪**：脂肪攝取太多會抑制尿酸代謝，增加痛風發作的危險。動物性脂肪（尤其是肥肉）和油炸類食物要敬而遠之。

- **多喝水**：足夠的水分才能讓尿酸正常代謝。一天至少要喝 2 公升以上的水，或者隨時保持尿液清澈、無臭無味。

中醫與芳療上的建議

中醫認為痛風為脾腎兩虛造成。脾主運化，膏粱厚味（過於油膩精製的食物）吃得太多，會妨礙脾的運化。當脾沒辦法把該吸收的吸收、該排的排走，就會使不好的東西沉積在體內，造成身體的濕氣、有部分的水停留在身體內不易排出。而腎功能如果不好，會影響身體進一步排出廢物的能力。所以中醫最主要補益肝腎、運脾化濕、瀉濁散瘀為主，減少體內尿酸生成、穩定體內尿酸值，當體質改善後，就能避免痛風再次發作。

上述提到痛風是脾腎兩虛造成，所以居家調理時可以依經絡循行部位進行選穴或經絡按摩，譬如行走於「足太陰脾經」的大拇趾內側以及下肢內側穴位，如「公孫穴」、「三陰交」、「陰陵泉穴」、「血海穴」為治療痛風時常會選取的穴位。另外，腎經的「太谿穴」、肝經的「太衝穴」，胃經上的「足三里穴」和「豐隆穴」都是臨床治療痛風時常用的搭配穴位。平日也可以搭配精油，順著脾經與腎經的經絡走向做刮痧保健，也可產生良好的效果。

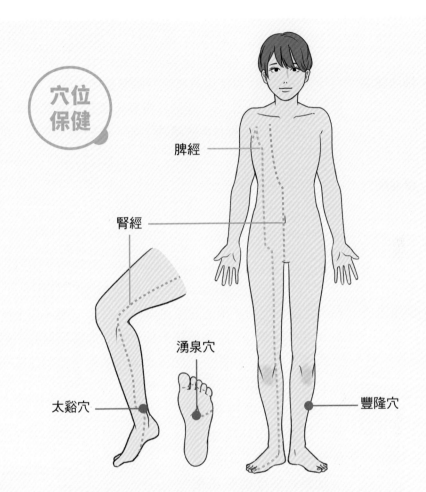

穴位
保健

脾經

腎經

湧泉穴

太谿穴

豐隆穴

【太谿穴】足內側內踝後方，當內踝尖與跟腱之間的凹陷處。

【湧泉穴】位於腳底前三分之一凹陷處。

【豐隆穴】位於小腿肌肉豐滿隆起處。小腿前外側，外踝尖
上 8 寸，脛骨前緣外 2 指橫寬（中指）處。

【痛風】芳療配方

● **精油建議** │ 在急性發作時,可使用具有良好解熱鎮痛的精油為主,如:藍膠尤加利、永久花、連翹、青蒿、薄荷、迷迭香等。另外,可以搭配利尿消水的精油,如:杜松果、絲柏、葡萄柚、大西洋雪松。

● **精油配方** │ 荷荷芭油 20ml
藍膠尤加利 7 滴
薄荷 4 滴
永久花 3 滴
杜松果 6 滴

● **使用方法** │ 在急性發作期時,精油濃度可再往上調至 10%(以上配方為 5% 的濃度),將油塗在患部,可在周圍簡單的放射狀方式向外按摩(如圖),勿按患部。或是製作精油貼布敷貼於患部,可以減少疼痛。

此配方也可平日保養用,注意發作時精油僅暫時舒緩疼痛,仍要儘早就醫。平日也要注意飲食與喝水,搭配精油使用,可有效減少發作的狀況。

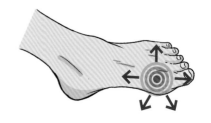

02

| 其他發炎 |

牙痛

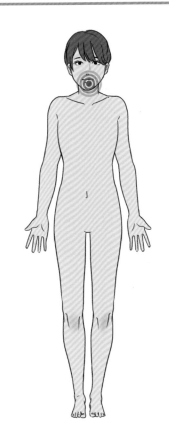

　　是否聽過「牙痛不是病，痛起來要人命」？相信從小到大多少都有牙痛的經驗，而大多數兒童和成人牙痛最常見的原因為蛀牙，其他可能引起牙痛的原因如下：

1. 蛀牙：口腔內原本就存在著細菌，當人體吃含糖與澱粉食物時，口腔中的細菌會分解糖分並釋放出酸，這些酸性物質會讓牙齒的琺瑯質遭受侵蝕，細菌及其毒素因而有機會侵入牙髓，造成蛀牙。

2. 牙周感染：包含牙齦發炎、牙韌帶、齒槽周邊的慢性發炎狀況，細菌會在這些空間內繁殖，引發疼痛並造成牙骨質流失。

3. 冠周炎：最常發生在長智齒的時候，

因細菌感染造成的發炎狀況。治療上會清除牙齒周遭的食物殘渣和細菌，可搭配止痛藥和抗生素，必要時可拔除智齒。

4. 創傷：咬到太硬的食物或物體，使牙齒周圍的骨頭和韌帶受傷、牙齒裂開或位移，會刺激牙髓神經，出現神經發炎的疼痛症狀。

5. 鼻竇炎：鼻竇發炎時會引發鼻竇腫脹，其炎症反應會蔓延到上排牙齒，所以造成上排牙齒疼痛。

6. 三叉神經痛：即三叉神經炎，由於疼痛可能在上下顎，常會讓病人誤以為是牙齒痛。排除牙科相關問題後，可轉介神經內科。

牙痛的治療和照護

牙痛當然還是要透過牙醫的檢查評估，才能確定原因並給予最正確的治療方式。另外，定期洗牙也能減少牙齒方面的問題，平日要做好口腔牙齒的清潔，但如果發生牙痛，又暫時無法到牙醫處理，可以先做一些措施來舒緩：

1. 服用止痛藥：例如布洛芬（Ibuprofen）或乙醯胺酚（acetaminophen）類藥物。16 歲以下的兒童不應服用阿司匹林，請諮詢藥師。

2. 進行口腔清潔：進行口腔清潔，盡可能去除口腔中的異物，有助於紓緩。建議可以用溫水或鹽水漱口（兒童請勿嘗試）。

3. 吃一些較軟的食物，例如蒸蛋或豆花，並儘量避免患牙咀嚼。

4. 不要吃甜、過熱、冷或刺激性的食物。

5. 酒精和菸含有刺激成分，會讓牙痛惡化。另外運動、泡澡也會讓體溫、血液循環增加，當過度充血時可能會壓迫神經，使牙痛加劇，

建議簡單沖澡即可。

6.適度冰敷：冰敷可暫時使發炎得到紓緩。但如果紅腫的地方過度冷
　卻，可能會讓腫塊內部的血液流動阻滯，使腫脹處變硬成塊，因此
　不宜過度冰敷。

中醫與芳療上的建議

　　中醫認 ，牙齒代表骨頭，腎主骨，骨之餘為牙齒，所以腎有
問題時才會牙齒痛。因而牙齦有「手陽明大腸經（下牙齦）」與
「足陽明胃經（上牙齦）」的循行經過，所以也可能會有大腸與
胃相關的問題。牙痛的原因很多，多由風、火、蟲（蛀蝕）所致。
透過中醫的診治，也是可以對證下藥達到效果。

　　如果發生急性疼痛，也有穴位可達到急救止痛的功效。建議
可按壓手部的「合谷穴」、「支溝穴」和「內關穴」，鎮靜神經，
快速止牙痛。

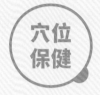
穴位
保健

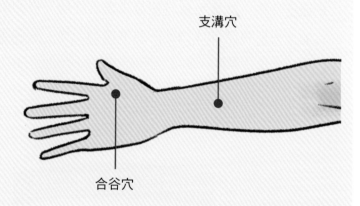
支溝穴

合谷穴

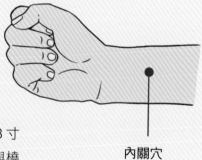
內關穴

【合谷穴】位於手背的虎口處。

【支溝穴】位於前臂,背腕橫紋上3寸
(約4指橫寬)距離處,介於尺骨與橈
骨之間。

【內關穴】位於前臂內側,手腕橫紋上
方2寸(約3橫指寬)距離處,介於尺
骨和橈骨中間,手握拳時可明顯看到兩
筋凹陷的地方。

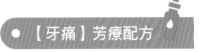

【牙痛】芳療配方

🔹 **精油建議** | 精油的使用上，可以挑選丁香、神聖羅勒、永久花、甜馬鬱蘭、薄荷、茶樹等精油來緩解不適，或做為日常保健。

如果是急性疼痛時，可將精油調合至濃度 2 ～ 3%，塗抹在臉頰對應疼痛部位（勿直接塗抹到口腔）。

也可以使用酒精濃度 40% 以上的食用酒（如伏特加、白蘭地、高梁等）10ml，調合精油濃度 1 ～ 2%，再倒入 150ml 的清水中漱口。如果平日保養用，可將精油濃度降至 1% 以下。

🔹 **精油配方** | 食用橄欖油 20ml

丁香 3 滴

茶樹 4 滴

薄荷 1 滴

🔹 **使用方法** | 因為要塗在口腔內部，所以基底油的選擇，建議使用家中的食用油，除了直接塗抹，也可以將油塗在牙線上以利於將油帶入齒縫間。也可按以上的使用方法來做日常保健。

| 其他發炎 |

呼吸道感染
（喉嚨痛、鼻竇炎、中耳炎）

呼吸道感染可輕可重，輕微的就是大家從小到大都有過的感冒，嚴重的像是肺炎或者流感等病毒引起的併發症都可能致命。

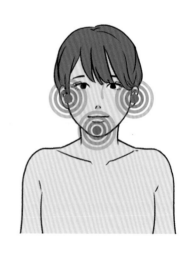

我們的呼吸道可以分為上呼吸道或下呼吸道。上呼吸道包括鼻、咽、喉與鼻竇，下呼吸道包括氣管、支氣管及肺臟。

1. 上呼吸道感染：

包括一般感冒、流行性感冒、咽喉炎或鼻竇炎等，常見的症狀有喉嚨痛、咳嗽、打噴嚏、流鼻水、鼻塞、輕微全身倦怠及頭痛、發燒等，多數是因為不同的病毒感染所致，通常會在 1 ～ 2 週內自行痊癒。不過，病毒的致病性不同，可能會引起不同的合併症，也常會有細菌感染的狀況。另

外，流行性感冒症狀會較明顯，容易發高燒、倦怠、食慾不振、全身性肌肉酸痛，且容易產生嚴重的合併症（如：支氣管炎、肺炎或其他器官的侵犯等）。

2. 下呼吸道的感染：

包括氣管炎、支氣管炎及肺炎。常見的症狀為反覆咳嗽、咳嗽時胸骨後方疼痛、咳出濃痰、發高燒、發冷、呼吸喘、嚴重有吸不到氣的感覺等。

不論是上呼吸道或下呼吸道的病毒或細菌感染，預防仍勝於治療。其保健之道包括：勤洗手、戴口罩、注意營養、常運動、接受相關的疫苗注射、避免到通風不良和人口聚集的環境、注意保暖、避免與病患親密接觸、維持社交距離、防止鼻眼分泌物的接觸等都是預防的好方法。

以下分別介紹呼吸道感染常見的症狀與原因：

1. 喉嚨痛的常見原因：

- **感染**：這是最常見引起喉嚨痛的因素，像扁桃腺發炎或咽喉炎等症狀，會出現發炎、腫大、發燒等現象。
- **胃食道逆流**：因胃酸逆流到喉嚨時，咽喉部的黏膜會被胃酸及胃蛋白酶所侵蝕而導致疼痛，也可能併有聲音沙啞、咳嗽、吞嚥困難等症狀。
- **聲帶過度使用**：長時間大聲講話、飆高音等行為，可能讓聲帶受傷、發炎、聲音沙啞等。
- **乾澀、污染的環境**：乾澀環境、香菸、空污，可能會刺激喉部的黏膜，

引發喉嚨痛。

- **鼻涕倒流**：鼻涕倒流會造成喉嚨癢、喉嚨痛、咳嗽等症狀，也可能會造成頭痛或睡眠品質變差的情況。
- **化學物品刺激**：除草劑或其他強鹼物質不慎被誤食或吸入過量氣體，或過量飲用烈酒，會侵蝕和刺激喉嚨黏膜組織，導致發炎疼痛。
- **其他**：腮腺炎、甲狀腺炎等原因也可能造成喉嚨痛。

2. 鼻竇炎常見的原因：

鼻竇的開口會與鼻腔互通。鼻竇內部外層上皮具有纖毛狀的構造，隨著纖毛的擺動，可把鼻竇內的分泌物、病菌或有害物質排到鼻腔及鼻咽內，但如果感染並引發一連串的發炎反應，且入侵到鼻竇組織，就會產生鼻竇炎。

鼻竇炎容易有濃稠的鼻涕、鼻涕倒流、鼻塞，加上頭痛以及臉部脹痛的感覺，如果有以上幾種症狀，就建議盡早就醫。

3. 中耳炎常見的原因：

中耳炎是小朋友比較容易感染的疾病，也是感冒常見的合併症。因為小孩的耳咽管構造比較平，加上比較不會擤鼻涕，因此有上呼吸道感染時，很容易就會逆行到中耳，導致中耳炎產生。大約到 7 歲後，因為耳咽管以及頭部結構發育更完全了，發生率就會開始下降。但是大人還是有機會得到中耳炎，要避免最重要的是把鼻子照顧好。

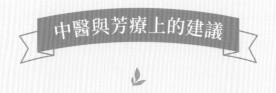

中醫與芳療上的建議

病人因護衛身體的正氣不足（免疫力下降），因此外邪或病毒容易侵入口鼻而生病。此時如果再服用西藥，可能會更加虛弱乏力，病情也更不容易控制。常見的臨床表現與分類有：

1. **風寒感冒**：會感到身體畏寒厲害、無汗、頭痛、關節痠痛、鼻塞、流清鼻水、咳嗽、想喝熱飲、痰稀白、身體微熱或不發熱。

2. **風熱感冒**：會感到身體發熱、頭脹痛、眼睛酸澀、喉嚨腫痛、口乾舌燥、鼻塞、咳嗽、鼻涕或痰又黃又黏。

3. **暑濕感冒**：好發於炎熱又潮濕的季節，多半在夏季常進出冷氣房造成，所以也有人俗稱冷氣病。會感到身體發熱、不太流汗、全身酸痛或沈重感、頭昏沈倦怠、脹痛、咳嗽痰粘、鼻涕濃稠、煩燥口渴、小便顏色較深且量少、胃部脹，甚至會有噁心、腹瀉、嘴巴感覺粘膩。

《內經》記載：「正氣存內，則邪不可干」，簡單來說就是將自身的正氣（免疫力）穩固好，外在的邪氣就不會入侵、干擾身體，是預防感冒的最佳方式。中醫治療感冒講求辨證論治為依

歸，不同的症狀表現會分為不同證型，再依不同證型給予對證的治法。另外，也可配合穴位，如：「風池穴」、「合谷穴」、「大椎穴」、「迎香穴」和「天突穴」的按壓來舒緩症狀與縮短感冒病程。

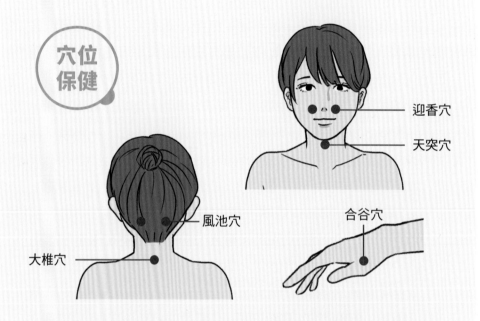

【大椎穴】第七頸椎棘突與第一胸椎棘突間，低頭時，項後正中隆起最高處。

【風池穴】後頸部兩條大筋外緣陷窩中，與耳垂齊平交接處。

【迎香穴】鼻翼外緣中點旁邊，鼻唇溝（法令紋）上。

【天突穴】頸前正中線，胸骨上窩中央。

【合谷穴】位於手背的虎口處。

● 【呼吸道感染】芳療配方

◖ **精油建議** ｜ 在中醫，解表藥大多氣味芳香，所以精油多具有解表的效果。

寒證型 ▶ 可以使用辛夷、迷迭香、甜馬鬱蘭、蘇格蘭松、桉油樟、薑、當歸。

風熱型 ▶ 可以使用德國洋甘菊、絲柏、薄荷、檸檬、青蒿、連翹。

化痰的精油，可搭配 ▶ 藍膠尤加利、桉油樟、迷迭香、綠花白千層、喜馬拉雅松。

止咳的精油，可使用 ▶ 絲柏、蘇格蘭松、甜馬鬱蘭、桉油樟、乳香等，可以依自身症狀搭配。

◖ **精油配方** ｜ 荷荷芭油 20ml
當歸 2 滴
桉油樟 4 滴
乳香 4 滴
薄荷 2 滴

◖ **使用方法** ｜ 若有明顯的冷熱證，可依自身狀況做配方的調整。可直接用上方 100% 濃度的純精油倒入水氧機做薰香。調合基底油的配方可抹在鼻側、喉嚨、胸口與上背部使用。
如果受風寒，可以把油抹在喉嚨、胸口與上背部再泡熱水澡，祛寒的效果更佳。

04

| 其他發炎 |

腸病毒
（手足口症）

腸病毒是一群病毒的總稱，一共有 60 幾種病毒分型，鼎鼎大名的小兒麻痺病毒也是屬於腸病毒的一種分型，所以得過一種腸病毒，還是有可能感染其他型的腸病毒。腸病毒主要是經由飛沫的空氣傳播，糞口、接觸病患的口鼻分泌物，以及水皰破損後接觸到內部的病毒後而傳染。常見症狀有：發燒，喉嚨後方、四肢手掌及腳底、膝蓋及臀部周圍出現小水泡或紅疹。最嚴重的為腸病毒 71 型，因為會侵犯神經，所以出現嗜睡、手腳無力、持續嘔吐、肌躍型抽搐、意識不清等症狀，有可能是重症前兆，應立即就醫。

每年 4 ～ 9 月是腸病毒的流行季節，台灣屬於亞熱帶氣候，全年都有感染案例

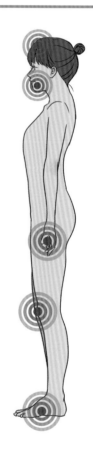

發生，因此，家中有幼兒的家長都要特別警戒。要注意的是，腸病毒並非只出現在小孩身上，因為大人感染時，有一半的人沒有症狀，或只出現類似感冒的輕微症狀（如：咳嗽、流鼻水等），容易輕忽而因此傳染給家中的小孩。以下為腸病毒會引起的臨床表現：

- **皰疹性咽峽炎**：大多為突發性發燒、嘔吐、咽峽部出現小水泡或潰瘍，病例多數輕微無併發症，病程大約 4 ～ 6 天。

- **手足口病**：主要會出現發燒、身體出現小水泡。水泡大多分布於口腔黏膜、舌頭，其次為軟顎、牙齦和嘴唇，四肢則是手掌及腳掌、手指及腳趾。因口腔潰瘍傷口，會導致患者疼痛而無法進食，病程為 7 ～ 10 天。

- **嬰兒急性心肌炎及成人心包膜炎**：多為突發性呼吸困難、臉色蒼白、發紺、嘔吐。一開始可能會以為肺炎，過一小段時間可能會有明顯的心跳過快，然後迅速演變成心衰竭、休克，死亡率較高，存活的孩子會復原得很快。

- **流行性肌肋痛**：其症狀為胸部突發陣發性疼痛，且持續數分鐘到數小時，易合併發燒、頭痛及短暫噁心、嘔吐和腹瀉等腸胃症狀，病程大約 1 週。

- **急性淋巴結性咽炎**：特徵為發燒、頭痛、喉嚨痛、懸雍垂和後咽壁有明顯白色病灶，時間會持續 4 ～ 14 天。
  發燒合併皮疹：與各類型克沙奇及伊科病毒都有關，皮疹通常為斑丘疹狀，有些會出現小水泡。

腸病毒感染目前並無治療的藥物，只能採取支援療法來改善不適症狀。

且由於病毒型別很多，無法得過一次就終身免疫，又可經由糞口、飛沫、接觸之途徑傳染，難以控制，因此只能加強個人衛生、注意環境衛生、避免接觸感染者、有疑似症狀應儘速就醫、於流行期避免出入公共場所等方法，以減少感染之機會。

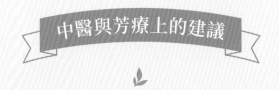

中醫與芳療上的建議

　　依據中醫觀點，腸病毒好發時間為「暑」、「濕」邪較盛的季節，是風邪熱毒，兼夾濕邪，具有高度傳染性且發病迅速。腸病毒被歸納為中醫的時疫（流行傳染病）和溫病（外在邪氣入侵）的範疇，因外來的風熱邪氣入侵所致，屬「熱證」、「實證」、「表證」，可用清熱解毒、疏風散邪的藥方來治療。

　　另外，最重要的還是要提高自己的正氣（免疫力），才能有效抵抗、預防外邪，可以加強穴道按摩，如：「合谷穴」、「曲池穴」、「風池穴」、「迎香穴」，加強自我保護。

【腸病毒】芳療配方

● 精油建議 | 在芳療上的運用，類似呼吸道感染症狀的配方，可參考上一章節的精油使用。而腸病毒特有的手足口病，會造成身體的小水泡，此時可以使用青蒿、連翹、山雞椒、茶樹、蘇格蘭松來抗病毒。

另外可以使用促進傷口癒合和緩解疼痛的精油，如：真正薰衣草、羅馬洋甘菊、德國洋甘菊、乳香、沒藥等，基底油則可選擇聖約翰草或金盞花，調合成按摩油後可以直接塗抹在患部。至於，口腔內的傷口，可以使用茶樹純露＋羅馬洋甘菊純露＋薰衣草純露來漱口，可以有效舒緩不適。

● 精油配方 | 聖約翰草浸泡油 20ml
山雞椒 4 滴
連翹 2 滴
真正薰衣草 3 滴
羅馬洋甘菊 3 滴

● 使用方法 | 此配方針對腸病毒造成的軀幹與手足水泡，具有舒緩不適與促進癒合的效果。如果有呼吸道症狀，可再加入呼吸道感染的建議精油去調整配方。純露的部分，除了可以漱口外，也可以濕敷在肢體的水泡上，或是水泡範圍不大，也可直接把孩子的小手與小腳直接浸泡在純露中，也可以達到舒緩效果。

精油可以治療
心理引發的身體疼痛

·01· 淺談身體與心理的關連

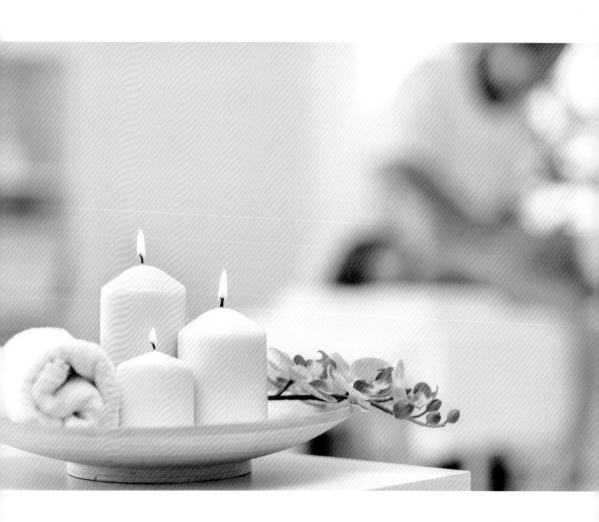

　　過去接受的是西方主流醫學教育，當我初次接觸到身心學概念時，覺得有如無稽之談，例如一些談論身心學的書寫到，容易肩膀疼痛的人是因為扛了很多責任，以至於疼痛，如果壓力不解除，疼痛難以改善，皮膚也容易過敏起疹子。

　　因為內心壓抑了許多想法，導致壓抑的情緒透過皮膚發疹來表現，這跟過去學習的醫學觀點大大的不同，讓我讀起這些書來覺得不太能接受。

　　但漸漸地看著許多人尋遍名醫，吃了許多藥，身體的問題一直沒辦法好轉，進一步了解他們的內心與情緒，會發現都是被一些心理因素困擾著。

　　於是我開始試著在調配精油配方時，一併處理其心理問題，並不斷地協助個案調整其情緒與內心狀況，慢慢地發現他們的身體開始有所改變，困擾許久的問題也逐漸地改善。

　　現今的主流西方醫學，將複雜的病理過程，以實證的方式研發出治療方法，為人類的健康來很大的貢獻。但是，它的強項也成為最大的盲點，過於專科化，導致目前的醫療模式以疾病及症狀作為導向，而非針對病人的整體狀況來治療。

　　輔助性療法（包含芳香療法），指的是各式非主流的療法。將輔助性療法與主流醫學作整合，稱為整合醫學，這也是我目前在生活裡時常使用的方式，取每種療法的優點來彌補不足，讓身心能夠早日恢復平衡健康的狀態。

輔助性療法分成三大類：

- 保健食品：包含營養輔助食品、香草藥、維他命、礦物質、益生菌等。
- 身心療法：與身心相關的療法，包含瑜珈、整骨、靜坐、放鬆療法、能量療法、按摩推拿等。
- 其他輔助性療法：傳統醫療系統，包含中醫、芳香療法、民俗療法、印度醫學、順勢療法等。

心身互動觀點

世界衛生組織指出：「健康不僅是沒有病和不虛弱，而且是身體、心理、社會三方面的完滿狀態。」焦慮、抑鬱、壓抑、憤怒、沮喪…強烈而持久的負面情緒，經過大腦的信息整合和傳遞，引起神經內分泌的變化，導致神經功能紊亂和激素異常，因此對身體的各個系統都可能造成影響。

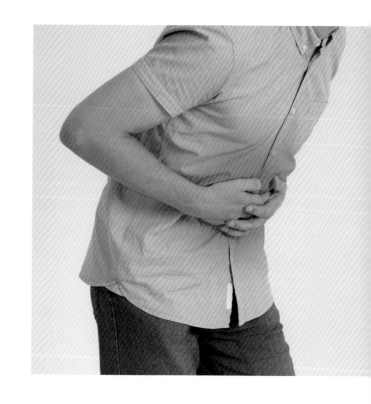

　　心理壓力與負面情緒會影響交感與副交感神經系統，進而會干擾人體的免疫、內分泌、內臟以及肌肉骨骼等系統。許多研究發現，與情緒心理壓力有關的身體疾病相當多，如腸躁症、消化道潰瘍、心血管疾病、荷爾蒙失調、氣喘、自律神經失調、頭痛等，都是長久累積下來的負面情緒與心理壓力，導致身體疾病與問題。

　　最常見的例子就是，遇到考試就容易拉肚子的學生，很多父母都以為是孩子腸胃不健康，但真正要解決的應該是他處理緊張情緒的能力、面對考試壓力的因應方式。腸胃藥或許可以暫時改善考試那幾天的腸胃症狀，但只要一有壓力，腹瀉的狀況依然會出現。解決心理情緒與壓力問題，才是根本之道。

身體各部位疼痛與
心理關係及配方

·02·

疾病不是懲罰，而是提醒我們面對身心的一場自我修復。

心理學家蘇珊（Susanne Babbel），是舊金山的創傷心理學及抑鬱症心理學專家，在她臨床的研究結果顯示，身體損傷並不是造成慢性疼痛的唯一原因，情緒與心理壓力也可能引起生理問題，因此經歷過創傷的病患，更容易患上慢性疼痛。有時身體所發出來的疼痛感，是提醒除了外在，還有內在心理的問題需要我們去解決。

你是否觀察過自己在有壓力或負面情緒時，身體的肌肉狀況？我發現到有壓力時，腹部的肌肉會相當緊繃，這就是心理影響生理的原理。當我們有負面情緒時，肌肉容易緊繃，長時間下來，肌肉就會變得容易疲勞、僵硬，甚至感受到不適。不同的情緒可能藏在不同的身體部位，接下來就從不同部位的疼痛來談談與情緒心理的關連性。

身體各部位疼痛與情緒間的關聯

頭痛　原因 ▶ 壓力和情感問題

·信念· 生命就是不斷改變

　　腦部常用於思考與決策，當身體不適時，也象徵我們難以透過思考來管控生命中的情況，希望能解決或理解一切卻辦不到。頭痛是人們對付困難處境和外界壓力的一種反應形式，壓力和情緒的起伏很容易引起偏頭痛。生活上承受過多或過久的情緒壓力，最後導致腦部失衡，這傳達給我們的訊息就是，沒有為生命中的愉悅和簡單的快樂空出位置。

　　所以每天應該花一些時間放鬆過分緊張的神經，以緩解壓力。這時需要抽出時間放鬆自己，或者泡一下溫泉，或者運動，相信這是解決頭疼的好方法。

● 【頭痛】芳療配方

◗ **對應精油**｜
羅馬洋甘菊、乳香

◗ **精油配方**｜
聖約翰草浸泡油 20ml
川芎 7 滴
羅馬洋甘菊 6 滴
乳香 7 滴

◗ **使用方法**｜
可以塗抹在疼痛部位與頸部，塗抹後加強頭部、肩頸按摩或腹部按摩；另外精油搭配泡澡或泡腳也是紓緩的好方法。

頸部疼痛

原因 ▶ 內心的愧疚和悔恨

我具有變通性、我樂於接受

頸部僵硬疼痛是現代人常有的毛病，除了坐姿和習慣造成的，經常出現頸部疼痛，可能是長期積存壓力、固執、缺乏彈性的反映。像是長時間執著於某件事或某個念頭，或是過去的悲傷難以抒發或釋放，或無法原諒某些人事物，就容易反映在脖子的疼痛。

另外，前頸部會因為喉輪的阻塞而導致問題，如果你因為有什麼話沒講，或是什麼是該講而沒講，就會發生這種狀況。

身體積滿了壓力，很容易有頸部疼痛的問題，可以試著看看有什麼事無法放手，或者有一直攬在身上的情緒與壓力，可以學著慢慢放下與釋放。

【頸部疼痛】芳療配方

對應精油｜
甜羅勒、永久花

精油配方｜
山金車浸泡油 20ml
永久花 7 滴
甜羅勒 7 滴
藍膠尤加利 6 滴

使用方法｜
塗抹在疼痛部位，塗抹後加強頭部、肩頸按摩或腹部按摩；另外精油搭配泡澡或泡腳也是舒緩的好方法。若是喉部不適，除了塗抹在喉部，也可以使用精油做嗅聞薰香。

肩膀疼痛　原因 ▶ 背負重擔

·信念· 我可以練習卸下一些重擔

「一肩扛起」、「身負重任」不是沒有道理，肩膀代表的是我們承受的責任，是時候放下一些負擔了。肩膀疼痛可能表示你肩負沉重的情感或生活的重擔。簡單來說，肩負越多責任或情感時，肩膀會變得緊張起來。除了產生肩膀疼痛外，他們經常覺得日子苦悶、無奈、疲憊，這個時候要學會尋求幫助，讓肩負的重任分擔一點給其他人。

有不少肩膀疼痛的人尋求心理治療後，對生活態度較為正向樂觀，肩膀疼痛的狀況便有所改善。

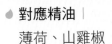

【肩膀疼痛】芳療配方

💧 **對應精油**｜
薄荷、山雞椒

💧 **精油配方**｜
山金車基底油 20ml
薄荷 7 滴
山雞椒 8 滴
德國洋甘菊 5 滴

💧 **使用方法**｜
可以塗抹在疼痛部位，塗抹後加強頭部、肩頸按摩並熱敷，另外也可做腹部按摩；精油搭配泡澡或泡腳也是舒緩的好方法。

胸部疼痛 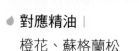原因 ▶ 罪惡感

·信念· 我懂得愛與自我價值

胸為心輪的所在，與愛、滋養、女性意象、胸口的感受和自我價值有很大的關係。此部位相關的情緒包括愛、恨、悲傷等。而心臟與愛、恨有關，也代表一個人愛和安全的中心；肺部則與悲傷相連，也與接納生命的能力有關。

會表現在胸部的情緒包含：不被疼愛、不被人所喜愛、不被欣賞、被排斥、憤怒、覺得活著沒有價值、怨恨、哀傷等。無法從自己或他人身上獲得足夠的愛時，就可能會有胸悶、胸痛的感覺。

學習著如何愛的給予與接受、認同自我價值與愛自己是重要的課題。

【胸部疼痛】芳療配方

對應精油 |
橙花、蘇格蘭松

精油配方 |
金盞花浸泡油 20ml
橙花 5 滴
蘇格蘭松 8 滴
天竺葵 7 滴

使用方法 |
可以塗抹在疼痛部位，塗抹後加強胸口的按摩、輕按（或刮痧板輕刮）「膻中穴」，或腹部按摩；另外精油搭配泡澡或泡腳也是舒緩的好方法。

【膻中穴】位於胸部兩乳頭連線的中點。

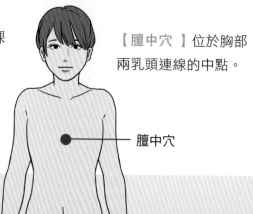

膻中穴

腹部疼痛　原因 ▶ 緊張和過分挑剔

・信念・　我能化解原生家庭不當的愛與疼痛

最新的研究已證實，分泌情緒荷爾蒙第二多的器官就在腸道中。目前醫學上也發現有情緒性腹痛者，其社會心理特徵包括：不成熟、過分依賴父母、憂慮或抑鬱、恐懼、緊張和過分挑剔。其中不難發現，因原生家庭給予的壓力與教養，很容易造成腹部不適的症狀。

如果有非器質性造成的腹痛，可以去了解原生家庭給予的支持與教養方式，是否會造成內在的情緒壓力，試著釐清與化解有助於改善情緒性腹痛。

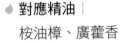

【腹痛疼痛】芳療配方

對應精油｜
桉油樟、廣藿香

精油配方｜
聖約翰草浸泡油 20ml
桉油樟 9 滴
廣藿香 5 滴
羅馬洋甘菊 6 滴

使用方法｜
可以塗抹在疼痛部位，並搭配順時針方向做腹部按摩，按摩時記得輕柔緩慢；另外精油搭配泡澡或泡腳也是舒緩的好方法。

背部疼痛

原因 ▶ 上背部：自己不被人愛、下背部：經濟壓力

脊椎是支撐身體和背部穩定的重要部位。背部在人體中表示有彈性的生命支柱。有脊柱彎曲，表示無法接受生命的支持、缺乏完整性、沒有堅定信念的勇氣；而椎間盤突出，代表自己沒有受到生命的支持、優柔寡斷，簡而言之，有背部疼痛的狀況，是反映無法得到社會環境的支持。

1. 上背痛：上背部關係著我們的情感，當疼痛產生時，表示我們對於感情的失落。上背疼痛代表自己認為不受喜愛，或是無法尊重和喜愛自己。這種類型的疼痛，可能在訴說你缺乏情感支持，感受不到自我價值。

2. 下背痛：下背疼痛則經常反映的是對物質生活的憂慮，擔心自己的錢財、物質慾望等。如果說上背部代表的是內在感受，而下背部就是代表外在因素，也就是經濟壓力太重，對金錢太過焦慮。

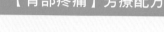

【背部疼痛】芳療配方

對應精油｜
喜馬拉雅雪松、絲柏

精油配方｜
金盞花浸泡油 20ml
喜馬拉雅雪松 9 滴
絲柏 5 滴
藍膠尤加利 6 滴

使用方法｜
可以塗抹在疼痛部位，可以加強腰、背與臀部的按摩與熱敷；另外精油搭配泡澡或泡腳也是舒緩的好方法。

手肘疼痛

原因 ▶ 問題框架過多

·信念· 我能練習接受新經驗、新方向和新改變

肘部代表改變和接受新經驗，如果出現疼痛可能要告訴你太過僵硬、固執了，應該多學習傾聽與妥協。如果你感覺肘部疼痛，也許你對某些人或事的態度正需要改變和妥協，但卻處在「僵局」中，這意味著你太固執，而且不想作出任何改變。

聽從別人的意見，也許是更好的選擇。這種手肘疼痛，會在適應新環境或改變環境後逐漸消失。

【手肘疼痛】芳療配方

● **對應精油**｜
綠花白千層、佛手柑

● **精油配方**｜
甜杏仁油 20ml
綠花白千層 8 滴
佛手柑 7 滴
薑 5 滴

● **使用方法**｜
可以塗抹在疼痛部位，塗抹後加強手部按摩與熱敷，肩頸部的舒緩按摩也有助於改善；另外精油搭配泡澡也是舒緩的好方法。

手部疼痛 　原因 ▶ 人際關係

·信念· 我能學習以愛和自在掌握一切

我們的手用來接觸別人，還能拿取、掌握、緊抓或壓碎。握手的方式也代表認定自己與對方的關係，也是我們與人接觸的重要關鍵。手部的緊張、疼痛，與外在世界關係的領導、權力、持有或渴望有關。我們可能因為不安、恐懼，太想要掌握、緊抓或領導人事物，這種疼痛傳達我們與外界的關係。

手部與手腕緊密相連，它們的痛苦時常彼此連帶，簡單來說，可能是將慾望牢牢抓緊或無法釋放權力的關係。可以適時調整你想掌控的事物。

【手部疼痛】芳療配方

對應精油
依蘭、玫瑰

精油配方
荷荷芭油 20ml
依蘭 2 滴
玫瑰 3 滴
真正薰衣草 10 滴
甜馬鬱蘭 5 滴

使用方法
可以塗抹在疼痛部位，塗抹後加強手部按摩與熱敷；另外精油搭配泡澡也是舒緩的好方法。

臀部疼痛　原因 ▶ 拒絕向前

・信念・ 生命力支持我邁向未來，
帶著自在和喜悅前進

臀部與人體生命的基本需求和生命根基有相關，當這些需求都能被滿足時，你會懂得「腳踏實地」，或是有「落地生根」的感覺，這樣的生存能力會讓人有存在感、安全感。如果生存能力喪失了，或者你開始感覺到沒有存在感或安全感時，就如同飄浮在汪洋大海中的浮木，找不到方向與依靠。

照顧自己，要從認清自己的立足點開始，忠於個人道路，不受他人意見左右，或者順應生命給我們的安排。

【臀部疼痛】芳療配方

對應精油 |
岩蘭草、穗甘松

精油配方 |
山金車浸泡油 20ml
岩蘭草 6 滴
穗甘松 5 滴
神聖羅勒 9 滴

使用方法 |
可以塗抹在疼痛部位，塗抹後加強臀部按摩與熱敷，也可將按摩範圍擴大到大腿與後腰背；另外精油搭配泡澡也是舒緩的好方法。

膝蓋疼痛

原因 ▶ 過強的自我意識

我能學會順應和彈性

膝蓋在東方文化的意涵上來說，代表自我的尊嚴。會不會是因為太自我、過度自信了呢？膝蓋疼痛可能說明你是一個高度評價自己的人。你需要停止「我最獨特最出色、獨一無二」的想法，意識到我們只是茫茫人海中的一員。膝蓋如果感覺疼痛，那可能是過於忠於自我、過於驕傲自滿。

如果想改善這種情況的話，你得凡事學會謙虛、順應、彈性、寬恕、理解，慢慢地走在人生的方向上，一切都會越來越很好。

【膝蓋疼痛】芳療配方

● **對應精油**
甜橙、檸檬

● **精油配方**
聖約翰浸泡油 20ml
甜橙 4 滴
檸檬 5 滴
真正薰衣草 5 滴
川芎 6 滴

● **使用方法**
可以塗抹在疼痛部位，塗抹後加強膝蓋周邊按摩與熱敷，也可將按摩範圍擴大到大腿與後腰背；另外精油搭配泡澡也是舒緩的好方法。

小腿疼痛

原因 ▶ 緊繃的情感

·信念· 我能帶著自信和喜悅向前進並相信未來

小腿肌可以幫助我們在生活中不斷前進,除此之外,也有人認為小腿是身體的第二個心臟,因小腿肌肉收縮時,可以將血液推送回心臟,所以也與我們對行動「用心」的程度有關。

當小腿疼痛時,你可以想想是因為人生的路上有什麼讓你不想移動、害怕未來,或是你在前進的路上不用心而導致疼痛。你可以評估原因,再從那部分開始處理。

【小腿疼痛】芳療配方

對應精油
杜松果、快樂鼠尾草

精油配方
金盞花浸泡油 20ml
杜松果 4 滴
快樂鼠尾草 5 滴
天竺葵 6 滴
薄荷 5 滴

使用方法
可以塗抹在疼痛部位,塗抹後加強小腿按摩與熱敷,也可將按摩範圍擴大到大腿與足底;另外精油搭配泡澡或泡腳也是舒緩的好方法。

腳踝疼痛

原因 ▶ 不願接收到生活中的快樂

·信念· 我能在生命中自在前進

腳踝在我們行走活動時具有支持與協調的作用，也具有很好的韌性與耐受性，讓我們可以平衡穩定地行走與活動。當腳踝發生疼痛和創傷時，很可能是缺乏穩定性或延展性而造成的狀況。當我們失去良好的支持與協調能力，可能開始缺乏延展性、柔軟性、穩定性或「真實性」，便無法自在地走在生命的道路上。

好好地休息，養護好疼痛受傷的部位，重新獲得好的支持與韌性。休息也讓自己喘口氣，沉靜下來找回協調力，幫助我們更自在的往前邁進。

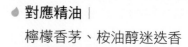

【腳踝疼痛】芳療配方

◗ **對應精油** ┃
檸檬香茅、桉油醇迷迭香

◗ **精油配方** ┃
山金車浸泡油 20ml
檸檬香茅 7 滴
桉油醇迷迭香 8 滴
岩蘭草 3 滴
薑 2 滴

◗ **使用方法** ┃
可以塗抹在疼痛部位，塗抹後加強腳踝按摩與熱敷，也可將按摩範圍擴大到小腿與足底；另外精油搭配泡澡或泡腳也是舒緩的好方法。

腳底疼痛　原因 ▶ 負面情緒過多

·信念· 我能重新調整生命的重量，取得平衡

　　腳底支撐全身的壓力與重量，它象徵我們生命的標準，甚至是理想。所以當壓力過重、身體過度勞累，或者是理想與標準過高無法實現時，都有可能引起腳底的不適。簡單來說，過度消極悲觀或好高騖遠的人，因無法好好撐起這些壓力與標準，便容易感到腳底疼痛。

　　可以觀察身心的負荷與壓力，適度地調整自己的標準與理想，慢慢地取得生命的平衡，走向平衡的人生。

● 【腳底疼痛】芳療配方

◗ **對應精油**
苦橙葉、真正薰衣草

◗ **精油配方**
山金車浸泡油 20ml
苦橙葉 7 滴
真正薰衣草 8 滴
岩蘭草 3 滴
乳香 2 滴

◗ **使用方法**
可以塗抹在疼痛部位，塗抹後加強足底按摩與熱敷，也可將按摩範圍擴大到小腿；另外精油搭配泡澡或泡腳也是舒緩的好方法。

脈輪與身體情緒間的關聯

　　Chakra 為「脈輪」或「氣卦」之意，梵文的意思是輪子、轉動，指匯集身體某部位的能量中心，並不斷的循環轉動，為體內能量出入的通道，是源自於古印度阿育吠陀的能量療法。藉由人體七個脈輪的運轉，連結身、心、靈各個層面，帶動源源不絕的能量中心，因此也有「精神能量中樞」之稱。

　　身體共有七個脈輪，由下而上依序為：根輪、性輪、臍輪、心輪、喉輪、額輪、頂輪，各自對應不同的身體系統與心理功能，能夠相互接收、消化、分配和傳遞生命的能量。除了七個主要脈輪，身體還有很多大大小小的脈輪遍佈全身，就好像中國人所說的經絡與穴位，不同的經絡與穴位都有其對應器官，也影響著身體與情緒。

　　此外，各脈輪氣場的能量，傳達出紅、橙、黃、綠、藍、靛、紫等七種不同的代表顏色，形成了七彩炫光的能量氣場。當身體某一個脈輪出現問題時，身、心的平衡健康就會受到威脅，如同中醫所講的只要經脈不通，便會有病痛出現。

01 / 根輪 *(The Root Chakra)*

·指引· 肯定存在

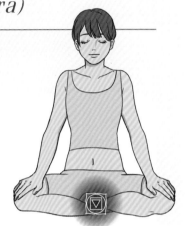

- ◆ 梵 文 名：Muladhara
- ◆ 基礎能量：原始需求、根本、穩定、安全感
- ◆ 顏　　色：紅
- ◆ 位　　置：脊椎的底部
- ◆ 掌　　管：雙足、雙腿、臀和會陰

心理能量

根輪代表生存的渴望，並與頂輪共振。當此處能量不足時。會常感到恐懼，缺乏面對現實的勇氣。

身體徵兆

失衡時會出現坐骨神經痛、便秘、下肢不適。

● 【根輪】芳療配方

● 對應精油│
穗甘松、川芎

● 精油配方│
荷荷芭油 20ml、穗甘松 4 滴、川芎 3 滴、葡萄柚 3 滴、絲柏 2 滴

● 使用方法│
將複方油塗抹在脈輪對應位置，以順時針的方向按摩，也可泡腳或泡澡。

02 / 性輪 *(The Sacral Chakra)*

·指引· 追求歡愉

- ◆ 梵 文 名：Svadhishthana
- ◆ 基礎能量：情感／性慾的流動、甜味、愉悅、
  創造力
- ◆ 顏　　色：橙
- ◆ 位　　置：人體的肚臍下方
- ◆ 掌　　管：生殖力、下背部、膀胱、腎臟、卵巢、睪丸

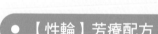

心理能量

性輪代表歡愉的追求。當此處能量不足時，會缺乏創意、對生命感到冷漠，進而影響人際或愛的互動。

身體徵兆

失衡時會出現腰背痛、性慾低、盆骨疼痛、泌尿系統問題、月經問題。

【性輪】芳療配方

● **對應精油**｜
玫瑰、當歸

● **精油配方**｜
荷荷芭油 20ml、玫瑰 4 滴、當歸 3 滴、岩蘭草 3 滴、依蘭 2 滴

● **使用方法**｜
將複方油塗抹在脈輪對應位置，以順時針的方向按摩，也可泡腳或泡澡。

03 / 臍輪 *(The Solar Plexus Chakra)*

・指引・ 駕馭的力量

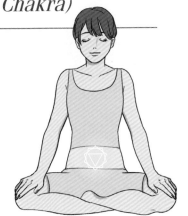

- ◆ 梵 文 名：Manipura
- ◆ 基礎能量：腸道的感覺、勇氣、力量
- ◆ 顏　　色：黃
- ◆ 位　　置：肚臍部位
- ◆ 掌　　管：消化、情緒、生活常態、腎上腺

心理能量

臍輪代表能量的驅使，包含精神、能量、快樂與勇氣。當能量不足時，會感到疲倦，導致精神衰弱及缺少自信與決心。

身體徵兆

胃痛、關節炎、糖尿病、消化道失衡。

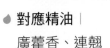

【臍輪】芳療配方

對應精油｜
廣藿香、連翹

精油配方｜
荷荷芭油 20ml、廣藿香 4 滴、連翹 3 滴、檸檬 3 滴、甜橙 2 滴

使用方法｜
將複方油塗抹在脈輪對應位置，以順時針的方向按摩，也可泡腳或泡澡。

04 / 心輪 *(The Heart Chakra)*

·指引· 追求真愛

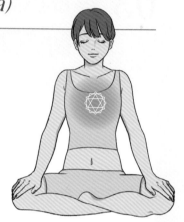

- ◆梵　文　名：Anahata
- ◆基礎能量：愛、關係、熱情、友善
- ◆顏　　　色：綠
- ◆位　　　置：心臟
- ◆掌　　　管：前胸、上背部、心血管系統

心理能量

心輪代表真愛的發揮，其本質為愛，一種仁人愛物，無條件的愛。當此處能量不足時，會對事物過度執著，導致情緒緊張和憂鬱。

身體徵兆

胸悶胸痛、心悸，影響心血管系統與睡眠品質。

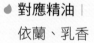

● 【心輪】芳療配方

- ● **對應精油**｜
  依蘭、乳香

- ● **精油配方**｜
  荷荷芭油 20ml、乳香 4 滴、依蘭 3 滴、真正薰衣草 3 滴、纈草 2 滴

- ● **使用方法**｜
  將複方油塗抹在脈輪對應位置，以順時針的方向按摩，也可泡腳或泡澡。

05 / 喉輪 *(The Throat Chakra)*

> ·指引· 傳達真實

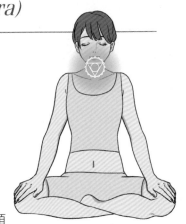

- ♦ 梵　文　名：Vishuddha
- ♦ 基礎能量：溝通、自我表達
- ♦ 顏　　　色：藍
- ♦ 位　　　置：咽喉處
- ♦ 掌　　　管：聲音的力度、呼吸、甲狀腺、肩頸

心理能量

喉輪代表的是自由的表達，是內心觀點對外表達的起點。當能量不足時，會影響表達能力。

身體徵兆

說話沙啞、咽喉痛、頸部僵硬、呼吸不順、甲狀腺功能失調。

【喉輪】芳療配方

對應精油｜
喜馬拉雅雪松、辛夷

精油配方｜
荷荷芭油 20ml、喜馬拉雅雪松 4 滴、辛夷 3 滴、茶樹 3 滴、尤加利 2 滴

使用方法｜
將複方油塗抹在脈輪對應位置，以順時針的方向按摩，也可泡腳或泡澡。

06 / 額輪 *(The Third Eye)*

·指引· 期望解脫

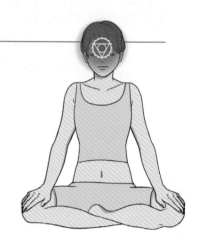

- ◆ 梵 文 名：Ajna
- ◆ 基礎能量：直覺、專注力、思考
- ◆ 顏　　色：靛青色
- ◆ 位　　置：前額兩眉心之間
- ◆ 掌　　管：額頭、眼眶周圍、頭部兩側

心理能量

額輪代表的是寬恕的智慧。當此處能量不足時，會影響七輪的能量迴圈，導致直覺與思考被蒙蔽，強烈的執著限制了由環境而來的創意與智慧。

身體徵兆

頭痛、睡眠障礙、學習障礙、注意力不集中、判斷力減弱。

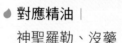

●【額輪】芳療配方

- 💧 **對應精油**｜
  神聖羅勒、沒藥

- 💧 **精油配方**｜
  荷荷芭油 20ml、神聖羅勒 4 滴、沒藥 3 滴、橙花 3 滴、檀香 2 滴

- 💧 **使用方法**｜
  將複方油塗抹在脈輪對應位置，以順時針的方向按摩，也可泡腳或泡澡。

07 / 頂輪 *(The Crown Chakra)*

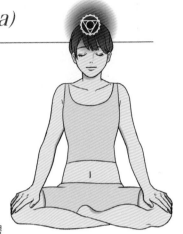

・指引・ 平衡靈性

- ◆ 梵 文 名：Sahasrara
- ◆ 基礎能量：靈性、真正的智慧、整合、平靜
- ◆ 顏　　色：紫色
- ◆ 位　　置：位於頭頂
- ◆ 掌　　管：身體和心智的所有功能、腦下垂體

心理能量

平衡自律神經系統，能緩和心情、沉澱心靈、提振情緒，也具淨化心靈效果。

身體徵兆

混亂、情緒失衡、睡眠障礙。

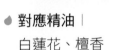

【頂輪】芳療配方

- 🔴 **對應精油**｜
  白蓮花、檀香

- 🔴 **精油配方**｜
  荷荷芭油 20ml、白蓮花 4 滴、檀香 3 滴、真正薰衣草 3 滴、乳香 2 滴

- 🔴 **使用方法**｜
  將複方油塗抹在脈輪對應位置，以順時針的方向按摩，也可泡腳或泡澡。

中醫五行對應身體與情緒

　　人是大自然的一部分。在自然中，會有陽光、雲朵、風、雨、閃電等等的自然現象，而這些自然現象中，當陽光照射到水池，池中的水會產生水蒸汽並聚集在雲朵中，當水汽過重時就變成雨滴降了下來，就這樣一個很簡單的自然現象，代表著大自然中的氣與能量的流動。這樣的能量驅動著萬物生長、流動、變化，中醫也是一個大自然的觀察家，透過大自然，進而了解人體。

　　中醫認為，五行學說是中國傳統醫學的理論基礎，以木、火、土、金、水等五種自然界的屬性，推演到人體五臟六腑的生理、病症關係與表現、七情（情緒）變化及各種事物的歸納。五臟對應體內臟腑的生理功能，用陰陽五行理論來說明人本身與自然界的關係，有著一種相生相剋、相互協調的規律。在正常的情況下，這些關係是平衡的，如果失衡，人體就會生病。

　　五臟將七情歸納為喜樂、憤怒、思慮、悲傷、驚恐等五種情緒的變化。在《黃帝內經》裡就有提到情緒傷身的說法：「心主喜、肝主怒、脾主憂思、肺主悲、腎主恐」，過喜過悲都會影響五臟的健康，當五臟都獲得很好的調養，這些情緒也會消失，心情就會恢復平穩，所以中醫很重視身心的平衡。

五行相生相剋圖

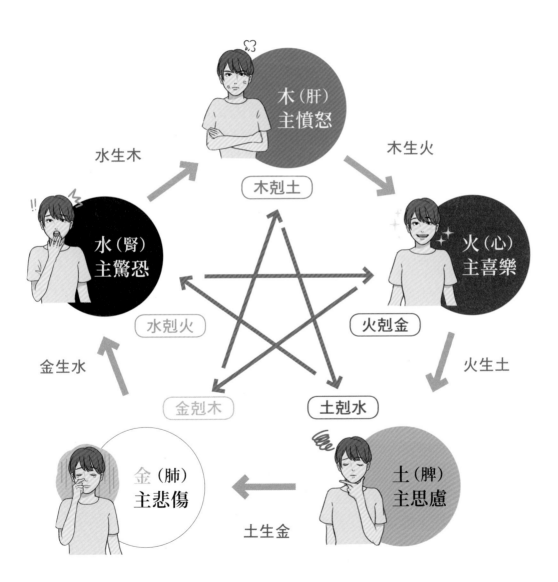

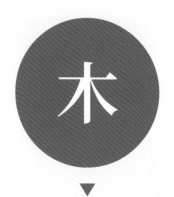

肝屬木・主憤怒

【疏肝解怒】芳療配方

- **對應精油**｜
  青蒿、連翹

- **精油配方**｜
  荷荷芭油 20ml、青蒿 4 滴、連翹 3 滴、茶樹 3 滴、橙花 2 滴

- **使用方法**｜
  將複方油塗抹在肝、膽經循行路線（可按膝蓋以下的部位即可），順經絡方向按摩或以刮痧板輕刮，也可泡腳或泡澡。

木行對應於春季，是所有季節的一開始。與臟腑的對應上，在《靈樞·百病始生》提到「忿怒傷肝」，易怒的人，肝氣不易疏通，因而出現悶悶不樂、煩躁易怒、頭昏目眩等，也是誘發高血壓、冠心病、胃潰瘍等疾病的重要原因。肝氣鬱結還可能導致抑鬱情緒或內分泌紊亂，比如出現月經不調、皮膚長痘、長暗沉斑等。

肝主怒，所以中醫也有一說，愛發脾氣可能是因為肝不好。有許多女性在生理期前後容易生氣。在中醫的論點中，女性是以血為主，以肝為先天，月經快要來的時候和月經來的過程中，由於血會往下行，因「血行於下，而氣浮於上」，這個時候容易氣血不平衡。

氣有餘便是火，所以這時候就愛發生氣。而金可以剋木，肺屬金，負責悲傷的情緒。所以生氣時，可以用悲傷來宣泄怒氣。

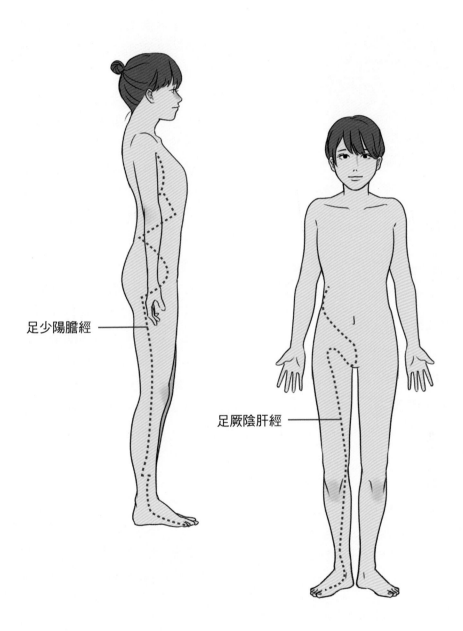

足少陽膽經

足厥陰肝經

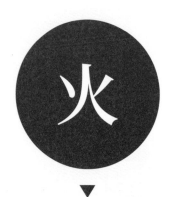

心屬火・主喜樂

● **【安神喜悅】芳療配方**

● **對應精油** |
真正薰衣草、甜橙

● **精油配方** |
荷荷芭油 20ml、真正薰衣草 4
滴、甜橙 3 滴、乳香 3 滴、纈
草 2 滴

● **使用方法** |
將複方油塗抹在心、小腸經循
行路線，順經絡方向按摩或以
刮痧板輕刮，也可泡腳或泡
澡。

　　火行對應夏季就如其名，這種
火焰是內在與個體的熱情、光明面
向。與臟腑的對應上，《黃帝內經
・靈樞》:「喜樂者，神蕩散而不藏」。
中醫所謂的喜樂，簡單來說是過度
開心和興奮的狀態。喜樂的情緒主
要影響的臟腑是心臟，正常平衡的
情況下，可以緩和情緒，使身體循
環良好，心情舒暢。

　　中醫認為精神、思考、意識等
活動，也都由心負責，當過喜時會
產生心火，便會出現精神不濟、心
悸、失眠、多夢等問題。而情緒過
於亢奮和激動時，心跳會加快、血
壓驟升、耗氧量加倍，會耗散心氣，
所以會讓人興奮的事情，最好不能
過於激動，保持穩定的心理狀態很
重要。從這裡可以知道，高興是件
好事，但是過度的高興，也會讓身
體耗盡心力。

　　而水可以剋火，腎主水，負責
恐懼的情緒。當一個人開心過度，
而精神恍惚時，可以透過恐懼、驚
嚇來拉回精神。

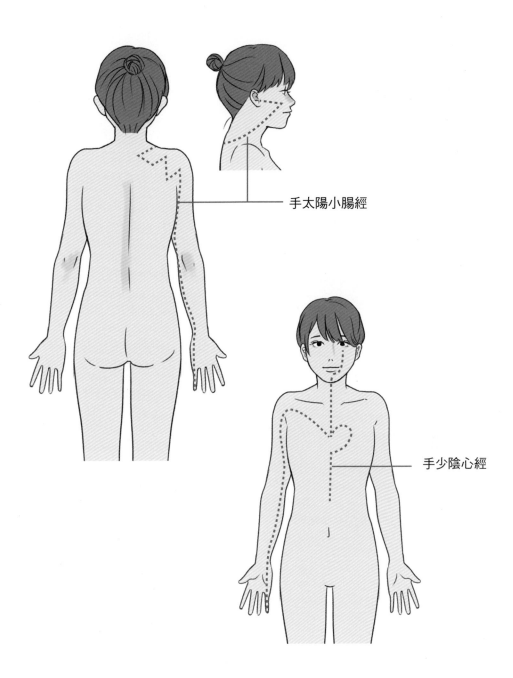

手太陽小腸經

手少陰心經

脾屬土・主思慮

對應精油 |
廣藿香、薄荷

精油配方 |
荷荷芭油 20ml、廣藿香 4 滴、
薄荷 3 滴、檸檬 3 滴、快樂鼠
尾草 2 滴

使用方法 |
將複方油塗抹在脾、胃經循行
路線，順經絡方向按摩或以刮
痧板輕刮，也可泡腳或泡澡。

土行對應長夏（也可說季節交替之際），負責想法、反射、深思，與記憶與經驗有關，另外也與理性、務實主義、目標性、固著都有關。臟腑的對應上，脾主運化，其實就是指消化系統。當食物進入身體後，脾提取食物和液體分解後的營養物質，稱為『水穀精微』。然後這些水穀精微會用來生化氣、血及津液，運行全身。長期思慮太過，導致氣機郁滯、脾胃氣運行失常，出現食欲不振、營養無法好好吸收，產生倦怠乏力、肌肉消瘦等狀況。

「思」就是想太多的人，脾主思，所以長期想太多的人的脾胃就會出現問題。另外，現在有許多人經常邊吃飯邊工作，會發現他們的脾胃功能都比較差，因為我們每天吃完飯的時候，氣血都往胃走，幫助消化，如果血不往胃走，長期往腦上走，時間久了，脾胃的功能就受到影響。

木可以剋土，肝屬木，負責怒的情緒，所以當一個人想太多，思慮不止時，可以適當的激怒他，給點情緒刺激，可改善胡思亂想的狀況。

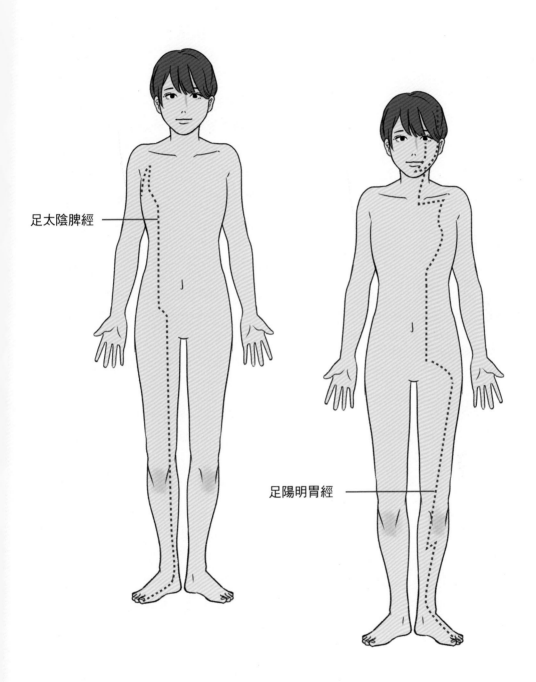

足太陰脾經

足陽明胃經

金

肺屬金・主悲傷

【養肺阻悲】芳療配方

● **對應精油**｜
藍膠尤加利、辛夷

● **精油配方**｜
荷荷芭油 20ml、藍膠尤加利 4
滴、辛夷 3 滴、喜馬拉雅雪松
3 滴、茶樹 2 滴

● **使用方法**｜
將複方油塗抹在肺、大腸經循
行路線，順經絡方向按摩或以
刮痧板輕刮，也可泡腳或泡
澡。

金行對應秋天，負責自身與外界的關係，是面對外界攻勢與自我保護的能力。臟腑的對應上，《黃帝內經》提到：「肺主氣，司呼吸，主皮毛，開竅於鼻。」肺為相傅之官（人體的宰相），掌管生命的氣機運行（氣血運行），是說肺主要負責呼吸的氣之外，也負責全身的氣。悲傷的情緒會阻滯人體氣血的運行，所以過悲則傷肺。人在過度悲哀時，會使肺氣耗散，容易出現氣短、乾咳、聲音沙啞等症狀。

肺主悲，過悲則傷肺。容易悲傷、愛哭的人，營衛（免疫力）之氣容易受損，更容易感冒。有時候一個人因為悲傷哭過久，全身會癱軟無力，這就是全身之氣因為肺氣耗損而產生虛損。

火可以剋金，心屬火，主喜樂，所以當一個人過度悲傷的時候，如同我們所想的，做些讓自己快樂的事情，如運動、看喜劇、唱歌，不要沉浸在悲傷之中，便有助於恢復。

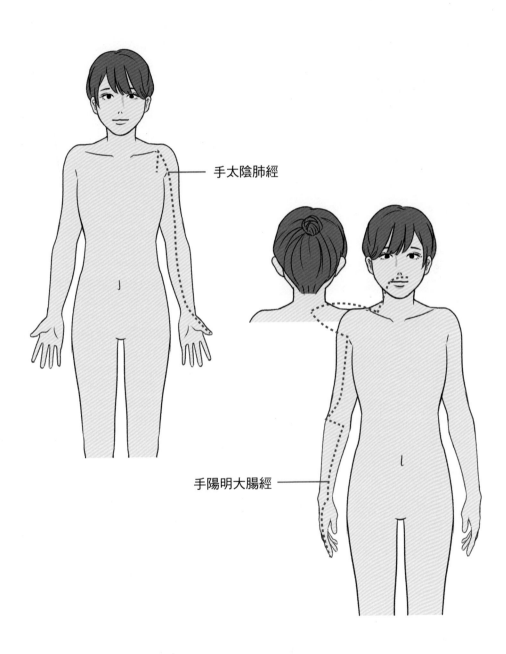

手太陰肺經

手陽明大腸經

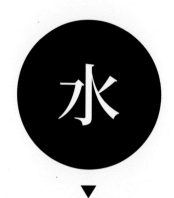

腎屬水・主驚恐

● 對應精油
玫瑰、當歸

● 精油配方
荷荷芭油 20ml、玫瑰 4 滴、當歸 3 滴、天竺葵 3 滴、甜馬鬱蘭 2 滴

● 使用方法
將複方油塗抹在腎、膀胱經循行路線，順經絡方向按摩或以刮痧板輕刮，也可泡腳或泡澡。

水行對應冬天，負責體內的深層力量，與生殖、荷爾蒙、內在的力量、意志力相關。臟腑的對應上，「腎主藏精，主水液」，前者與人體的生長發育和生殖能力密切相關，後者在調節人體水分與代謝平衡方面有重要作用。中醫認為極度恐懼害怕的狀況下會傷腎，我們也發現，腎虛的人常有莫名的恐懼感，對很多事情都怕，變得很怯懦。

腎主恐，恐則腎氣散。很多小孩在過度恐懼的時候，容易產生大小便失禁。因為當一個人過度恐懼的時候，他的腎氣就散了，腎的固攝功能就差了，然後就容易大小便失禁。

土可以剋水，當一個人非常恐懼時，可以多安排動腦活動，增加思考、轉移其注意力，例如寫作、下棋、益智桌遊都是好方法。

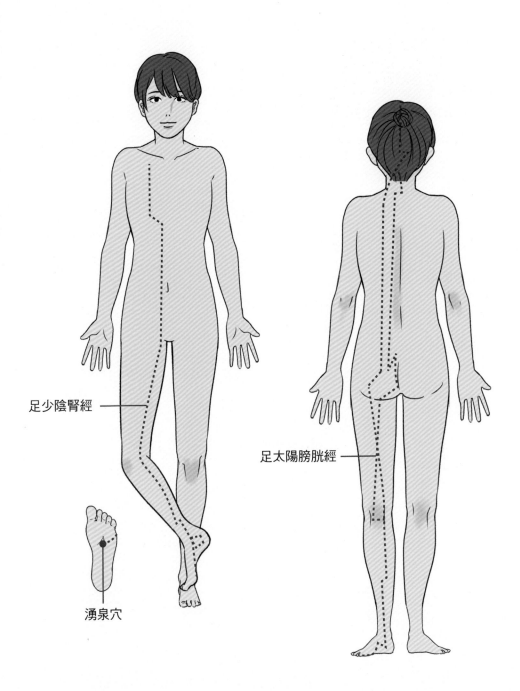

足少陰腎經

足太陽膀胱經

湧泉穴

精油對安寧照護與
寵物的療癒作用

·01· 安寧緩和的芳療運用

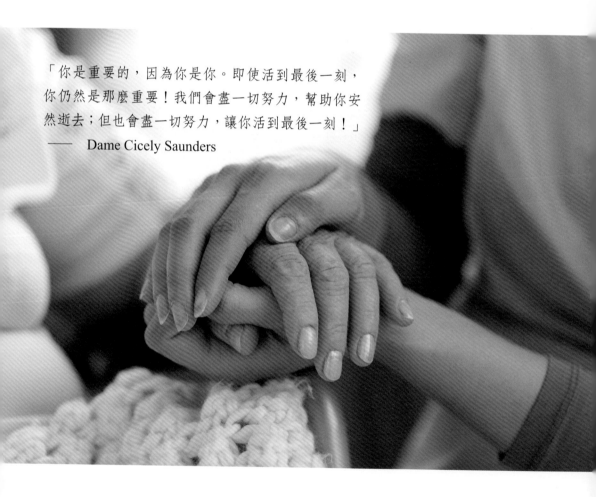

「你是重要的,因為你是你。即使活到最後一刻,你仍然是那麼重要!我們會盡一切努力,幫助你安然逝去;但也會盡一切努力,讓你活到最後一刻!」
—— Dame Cicely Saunders

　　我的第一份護理工作是在醫學中心的婦產科門診，時常會有許多婦癌科的病患回診，在那時，我體會到醫療的有限與生命的無常。每當跟某位醫師的診時，都覺得他對病患多了許多的關懷與同理心，在他的診間裡時常感覺到溫暖與感動。

　　原來他也是安寧病房的主治醫師，於是我開始對安寧療護產生了好奇與興趣，並參加安寧療護的專業訓練，過程中，我深深地被這樣的理念打動，進而也投入了安寧照護的領域。

　　現代安寧療護運動起源於英國，由桑德絲醫師（Dame Cicely Saunders）提出。原本是護理人員的她，因職業傷害轉任社工人員，有感於當時對癌症末期病人照顧不足，許多醫師無力治療與照顧這樣的病患，讓病患在疾病末期走得很辛苦，甚至很痛苦，有一種被遺棄的感覺，所以她便開始攻讀醫學院，最後在 40 歲時成為醫師，再經過多年努力，終於在英國倫敦近郊錫典罕（Sydenham）設立「聖克里斯多福安寧院（St. Christopher's Hospice）」，成為全世界現代安寧療護的典範。

　　英國安寧療護之母桑德絲醫師，提出「整體痛（total pain）」的觀念，形容病人與家屬在生命末期、臨終、死亡、悲傷時期所經歷的強烈痛苦。

「桑德絲醫師說：「你是重要的，因為你是你。即使活到最後一刻，你仍然是那麼重要！我們會盡一切努力，幫助你安然逝去；但也會盡一切努力，讓你活到最後一刻！」她主張不是讓病人安樂死，而是讓病人「安樂活」，也就是還活著時能夠得到安樂，這才是安寧療護的真諦。」

什麼是安寧療護

依據世界衛生組織（WHO）2020 年的定義指出，所謂安寧療護，是把照顧對象從「無法治癒的末期病人及他們的家人」，擴展到「因疾病而危及生命的病人及他們的家人」以維護病人和家屬最佳的生命品質，主要是透過疼痛控制，緩減身體上其他不適的症狀，同時處理病人及家屬在心理、社會和心靈上的問題。

也就是說安寧療護的基礎思考，是力求病人主觀改善 (依病患的感受為主，當他說痛就是痛) 為原則。現代醫療技術無法為病人提供更有利的服務之際，安寧療護用尊重生命的哲學態度，陪伴病人走過人生的最後旅

程，並輔導家屬重新面對未來的生活。

國人常將『安寧療護』誤認為安樂死，就是等死、放棄治療。但從以上我們可以知道，安寧病房並不是一個等死的地方，雖然不會積極的治療疾病本身，但是會很積極的去照護病患身體的不適症狀、給予心靈上的支持，甚至也會給家屬良好的支持，希望病患在生命的最後階段與家屬都能獲得「生死兩無憾」。在臨床上，有不少病患來到安寧病房，做好症狀控制後可以返家休養。

安寧療護服務是以末期病人為對象，台灣過去多以癌症病人、漸凍人為主，自98年9月1日起，中央健保局正式公告「八大非癌疾病正式納入安寧療護健保給付」政策後，新增了八類疾病類別，分別為：

1.「老年期及初老期器質性精神病態（如失智）」
2.「其他大腦變質（如中風）」
3.「心臟衰竭」
4.「慢性氣道阻塞疾病，他處未歸類者」
5.「肺部其他疾病」
6.「慢性肝病及肝硬化」
7.「急性腎衰竭，未明示者」
8.「慢性腎衰竭及腎衰竭，未明示者」

安寧療護五全照顧

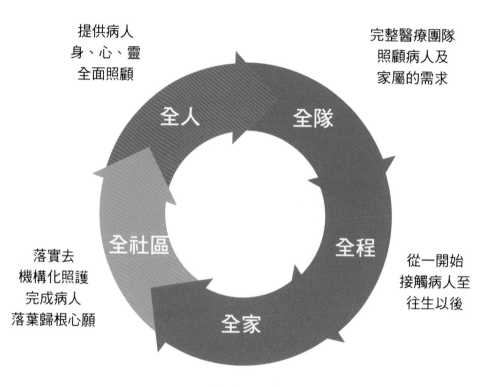

提供病人
身、心、靈
全面照顧

完整醫療團隊
照顧病人及
家屬的需求

全人

全隊

落實去
機構化照護
完成病人
落葉歸根心願

全社區

全程

從一開始
接觸病人至
往生以後

全家

以病人及家屬
為中心照護

除了癌症末期和漸凍人之外，這些末期疾病都納入了安寧服務範圍，讓更多末期病人受惠。當末期病人接受安寧療護服務，身體症狀好轉後，如果病患想返家，可向原照顧團隊申請安寧居家療護，會有專業的團隊按時做居家訪視與照顧，只要負擔醫護人員的交通費用即可。

如果想回到原診治團隊（如原本的癌症治療科），或有些住在非安寧病房的病人，藉由安寧團隊人員與原醫療團隊二者合作，共同擬定照護計畫及諮詢服務，使病人能獲得更好的照護模式，

以上，都在說明安寧療護五全照顧：全社區、全人、全家、全程、全隊照顧（如左圖）。安寧療護在台灣已發展快三十年，在目前的醫療上，有許多疾病雖然無法治癒，但能延長存活的時間，而在這些增加的時間中，讓所有末期病患都能活的有品質是我們所期望的，最後死的有尊嚴、生死兩相安是我們人生最終的目標。

末期病患常見問題與配方建議

以下是末期病患最常見的身體不適，藉由對症的芳療配方與穴位按摩，幫助病患減輕疼痛與症狀，提升生活品質。

疼痛

疼痛是癌症病人常見又害怕的症 之一，依據世界衛生組織（WHO）提出的癌症疼痛治療基本原則，可讓 70～90% 的癌症疼痛獲得控制，並提升生活品質。

在癌症疼痛控制方面，鴉片藥物仍是最主要又有效的。但因為許多病患及家屬對鴉片類藥物認識不足，害怕副作用、害怕成癮、認為疼痛增加意味著疾病惡化、害怕注射、擔心藥物的耐受性等錯誤的觀念，導致病人仍須面對不必要的痛苦。安寧病房的醫護人員對止痛藥物的使用皆受過專業的訓練，上述的狀況可以不用擔心，受到良好的疼痛控制能讓病患的生活品質變好。

【疼痛 】芳療配方

精油選擇
甜馬鬱蘭、藍膠尤加利、迷迭香、薑、神聖羅勒、快樂鼠尾草、檸檬香茅、永久花、歐薄荷、羅馬洋甘菊等、當歸、川芎。

精油配方
聖約翰草油 20ml、甜馬鬱蘭 3 滴、快樂鼠尾草 3 滴、藍膠尤加利 3 滴、歐薄荷 3 滴。

使用方法
局部按摩或熱敷、泡澡。可以按壓「合谷穴」有助於止痛。搭配順時針方向做腹部按摩，按摩時記得輕柔緩慢；另外精油搭配泡澡或泡腳也是舒緩的好方法。

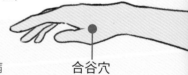

合谷穴

注意事項與禁忌
薑、神聖羅勒、檸檬香茅，對皮膚刺激，宜低劑量使用。多數病患都會有疼痛情形，如果心理憂鬱，會有加重疼痛的情況，所以除了止痛的精油，也可搭配抗憂鬱、舒緩情緒的精油，如：佛手柑、真正薰衣草、苦橙葉、喜馬拉雅雪松、乳香等。

全身倦怠

全身倦怠，是癌末病患在病程進展及心靈壓力（無力感）下常見的症狀。我們可以先注意病人的營養狀態和是否有代謝異常，以及情緒、心理或心靈狀態。鼓勵病人白天多離床活動，如果允許的狀況下，可以鼓勵病患做簡單的日常活動，如請他自行刷牙洗臉，增進生活自主能力，可以稍微減少病患心理上的無力感。安寧病房有許多的輔具，可以協助病患安全舒適的下床活動。

【全身倦怠】芳療配方

精油建議｜
迷迭香、尤加利、檸檬、神聖羅勒、茶樹、綠花白千層、天竺葵、檸檬香茅、歐薄荷、辛夷、青蒿、當歸、川芎。

精油配方｜
荷荷芭油 20ml、迷迭香 6 滴、歐薄荷 2 滴、檸檬 4 滴。

使用方法｜
薰香（使用純精油）、按摩、泡澡。可按壓「太陽穴」、「風池穴」來改提振精神。

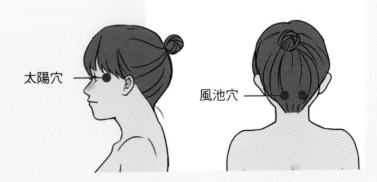

太陽穴

風池穴

噁心嘔吐

癌末病人引起噁心嘔吐的原因，包括：放射線治療或化學治療後的副作用；腫瘤壓迫導致顱內壓上升、疼痛本身、口腔衛生不佳、腸胃蠕動降低、胃刺激及腸胃道阻塞等；另外，有些電解質不平衡或藥物副作用，也都可能產生這樣的狀況。一般要先找出原因，才能對症處理或給予適當藥物，三分之二的病人可以使用單種藥物獲得改善，必要時可用鼻胃管或輸液治療。特別提醒病人嘔吐後，可使用茶葉水或檸檬水漱口，以改善口腔的味道。

● 【噁心嘔吐】芳療配方

◢ 精油選擇｜
甜橙、檸檬、萊姆、歐薄荷、薑、甜羅勒、甜馬鬱蘭、廣藿香等。

◢ 精油配方｜
荷荷芭油 20ml、薑 2 滴、歐薄荷 3 滴、檸檬 7 滴。

◢ 使用方法｜
薰香、輕輕地局部按摩、熱敷胃部。可按壓「內關穴」來止吐。

【注意事項與禁忌】
薑對皮膚較刺激，請低劑量使用。

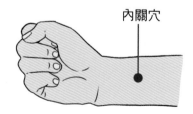

內關穴

口乾

病患可能因為使用某些藥物、頭頸部放射線治療或長期焦慮，引起交感神經興奮，而使唾液變黏稠，並引起口乾的狀況。當口腔黏膜乾燥，極易發生口腔問題。規則性的口腔護理，可改善並預防口腔念珠菌感染，還可以給病人口含小冰塊、甘草或薄荷，或吸入蒸汽也有助於口腔濕潤。

【口乾】芳療配方

🌿 **精油建議**｜

茶樹純露、洋甘菊純露、薰衣草純露、荊芥純露、柚花純露。

🌿 **精油配方**｜

荊芥純露：柚花純露（1:1 或 1:2）。

🌿 **使用方法**｜

漱口、清潔口腔、口含純露冰塊。按壓「承漿穴」有助口水分泌。

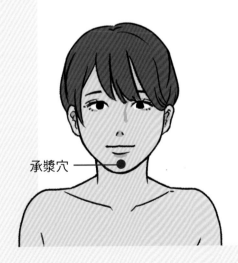

承漿穴

食慾不振

食慾不振是很自然又常見的癌末症狀，造成吃不下的原因很多，包括：腫瘤本身的因素、疼痛、胃排空能力降低、便秘、噁心、嘔吐、黏膜潰瘍、吞嚥困難、憂鬱、味覺異常、口乾及治療相關問題等。在照顧上要先與家屬溝通，病人有胃口時，提供想吃的食物。藥物可改善部分病患狀況，不一定要強迫他們進食，進食多寡不影響生命期的長短。

長期臥床病患所需要的熱量比一般正常活動者少，所以當病人覺得餓時再餵食，不要強迫他們不餓時吃東西，此時腸胃道的消化功能差，食物不易消化，反而容易堆積在胃中，造成腹脹、噁心、嘔吐等不適。最重要的是強迫病患吃東西，會造成他們心理的負擔，如果家屬想表達愛與關懷可以用其他方法。

● 【食慾不振】芳療配方

◆ 精油選擇｜
甜橙、檸檬、萊姆、佛手柑、歐薄荷、薑、甜羅勒、山雞椒、廣藿香、檸檬香茅等。

◆ 精油配方｜
荷荷芭油 20ml、佛手柑 6 滴、山雞椒 3 滴、甜橙 3 滴。

◆ 使用方法｜
薰香、輕輕地局部按摩、熱敷胃部。按壓「然谷穴」有助於促進食慾。

注意事項與禁忌
薑、檸檬香茅對皮膚較刺激，宜低劑量使用。

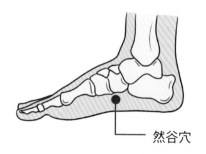

然谷穴

便秘

末期病人常因體力虛弱、纖維質進食少、電解質不平衡、腫瘤壓迫腸道或阻塞、藥物副作用等因素，常常導致便秘。病人會因此而煩燥不安，也會因此導致噁心、腹脹或食慾不振，所以在安寧病房的醫護人員會積極處理便祕的狀況，先排除阻塞性原因及其他藥物的影響。

如有便意立刻如廁，不要忍住，還是鼓勵病患可以下床排便，可用便盆椅，如果體弱虛弱可用便盆或尿布替代。在大便前，一天3次做15分鐘的腹部按摩（由右往左，順時鐘，以肚臍周圍環型按摩），可幫助大腸蠕動消脹氣，並可刺激糞便向直腸及肛門推進。盡量鼓勵病人在體力許可範圍內增加活動量。

● 【便秘】芳療配方

精油建議｜
當歸、迷迭香、檸檬香茅、甜橙、檸檬、萊姆、歐薄荷、甜羅勒、山雞椒等。

精油配方｜
荷荷芭油20ml、當歸5滴、檸檬香茅3滴、甜羅勒4滴。

使用方法｜
腹部順時針按摩。可按壓「支溝穴」、「天樞穴」來改善便秘。

注意事項與禁忌
腹部有腫瘤要避開。

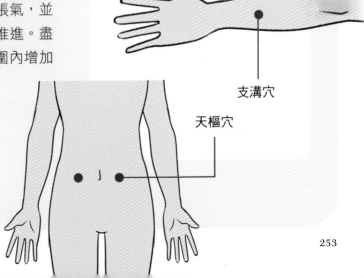

支溝穴

天樞穴

呼吸困難

呼吸困難時常困擾著末期癌症患者與家屬。窒息的感覺令他們驚慌害怕，甚至聯想到死亡。即時的處理是盡量減輕患者的恐懼感，慢慢舒緩緊張情緒，用簡單而適當的方法幫助他們恢復氣道暢順。先察明可去除的原因，注意有無感染，配合氧氣和其他藥物，如支氣管擴張劑等。嗎啡也有良好的效果。

【呼吸困難】芳療配方

- **精油選擇｜**
  綠花白千層、茶樹、藍膠尤加利、乳香、真正薰衣草、迷迭香、沒藥、香桃木、欖香脂、辛夷。

- **精油配方｜**
  荷荷芭油 20ml、辛夷 3 滴、乳香 7 滴、迷迭香 2 滴。

- **使用方法｜**
  薰香、蒸汽吸入（使用純精油）、稀釋成按摩油塗在胸口。可以按壓「膻中穴」、「俞府穴」改善呼吸困難。

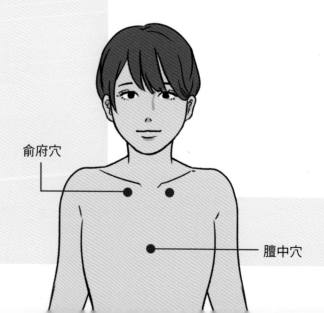

俞府穴

膻中穴

失眠

影響病患睡眠的主要因素有受疾病折磨、擔心與放不下以及生活改變，其他還有治療副作用、環境的變動、生活不規律以及探訪的干擾等。需先確定病人的疼痛不干擾睡眠，並予以鎮靜安眠藥物，合併抗焦慮劑等，另外鼓勵病人白天多活動、固定睡眠時間，並給予心理與靈性上的支持，皆可改善失眠的狀況。

● 【失眠】芳療配方

◊ 精油建議

佛手柑、真正薰衣草、依蘭、快樂鼠尾草、檀香、喜馬拉雅雪松、甜馬鬱蘭、纈草、連翹、岩蘭草等，可依照個案喜好之味道調配。

◊ 精油配方

聖約翰草油 20ml、甜馬鬱蘭 4 滴、佛手柑 6 滴、岩蘭草 2 滴。

◊ 使用方法

薰香（使用純精油）、局部按摩、泡澡。按壓「神門穴」、「內關穴」有助睡眠。

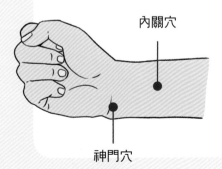

內關穴

神門穴

憂鬱

綜合病患的生理病程（尤其疼痛與憂鬱互相伴存或互相影響的狀況下）、心理衝擊和靈性不安的整體問題，以致於大部分末期病患有睡眠障礙、自責、無價值感、無現實感，對許多事情失去興趣，甚至有自殺的念頭。尤其東方的老年病患，一方面期待子女孝順，另一方面怕拖累子女，在處理上應依個別的情形，著重在心理支持、靈性照護或適當抗鬱藥的治療，才能得到幫助。

● 【憂鬱】芳療配方

🌿 精油選擇｜
佛手柑、真正薰衣草、依蘭、快樂鼠尾草、乳香、喜馬拉雅雪松、玫瑰天竺葵、苦橙葉、甜橙、羅馬洋甘菊等，可依照個案喜好之味道調配。

💧 精油配方｜
聖約翰草油 20ml、佛手柑 6 滴、苦橙葉 2 滴、乳香 4 滴。

🌿 使用方法｜
薰香、局部按摩、泡澡。可按壓「百會穴」、「神門穴」、「內關穴」來改善情緒。

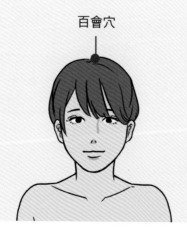

百會穴

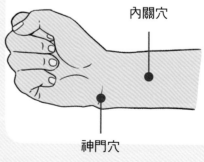

內關穴

神門穴

水腫

水腫本身可分為局部性或全身性水腫，常見的原因為營養狀況差、肝心腎病變、腫瘤壓迫導致下肢循環回流差、腎功能減低等，都可能會造成下肢水腫，可用手指下壓皮膚，若皮膚成凹陷就是水腫的表徵。洗腳泡足、熱敷按摩，都有助於改善水腫，也能促進舒適感，如果由家屬操作還能增加接觸與互動。

按摩時，若是下肢水腫可先輕輕揉按鼠蹊部和膝膕後淋巴結，每個位置揉按 3～5 分鐘，再用雙手包覆腿，輕壓往上推至腹股溝鼠蹊處。一般是先壓一腳，完成後再壓另一腳，每日至少按摩 1～2 次，每次約 20～30 分鐘。手部的水腫，可先輕輕揉按腋下、鎖骨上下處淋巴結，再由手掌往腋下處上推。按摩後可以用枕頭抬高下肢，使下肢高於心臟約 30～45 度角，以促進血液循環並增加水分再吸收。

【水腫】芳療配方

精油建議

葡萄柚、檸檬、大西洋雪松、玫瑰天竺葵、絲柏、杜松果、廣藿香等。

精油配方

山金車油 20ml、絲柏 6 滴、苦橙葉 2 滴、乳香 4 滴。

使用方法

薰香、局部按摩、泡澡。腿部可按「委中穴」、「足三里」、「二間穴」改善水腫。

注意事項與禁忌

若有腎功能減低者，要避免使用杜松。

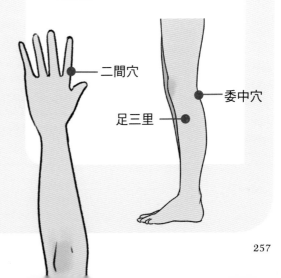

二間穴

委中穴

足三里

其他

例如出血、壓瘡、惡性潰瘍傷口、腹水、水腫....等，不但影響病患生活品質，也造成病患及家屬的恐慌，所以除了需要充分溝通外，也需要與醫療團隊配合，共同盡力改善。

● 【腫瘤潰瘍傷口】芳療配方

🍃 **精油配方** |
茶樹純露、薰衣草純露、荊芥純露。

🍃 **使用方法** |
沖洗傷口。

對於什麼是善終，我們很難有正確的答案。面對死亡有許多的課題，不管是面對生病過程中令人痛苦的症狀，或是內心不同的害怕。安寧都希望能本著整體性、週全性、連續性的照顧目標，配合安寧療護團隊各成員的專業知識，提供癌末病患及家屬最完善的身心靈照顧。正確的診斷、充分的說明、細心的觀察、預防性的治療及反覆不斷的評估，是治療末期病患常見症狀的成功要素。這一切都是為了要幫助更多需要照顧的末期病患，讓他們達到生死兩無憾的目標。

「善終、生死兩相安,是許多人在面臨死亡時的目標,但如何理解
死亡的意義、如何面對自己的恐懼、願意對至愛的親人開口討論、
且知道怎麼走向善終,會是每個人生命中重要的課題,也請大家去
思考面對死亡時,你會如何選擇。」

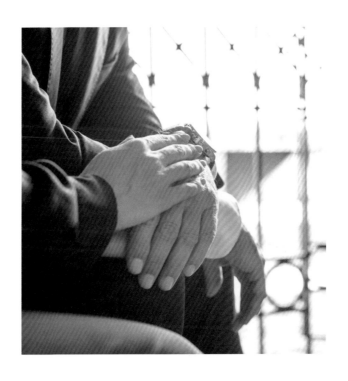

寵物的芳療運用

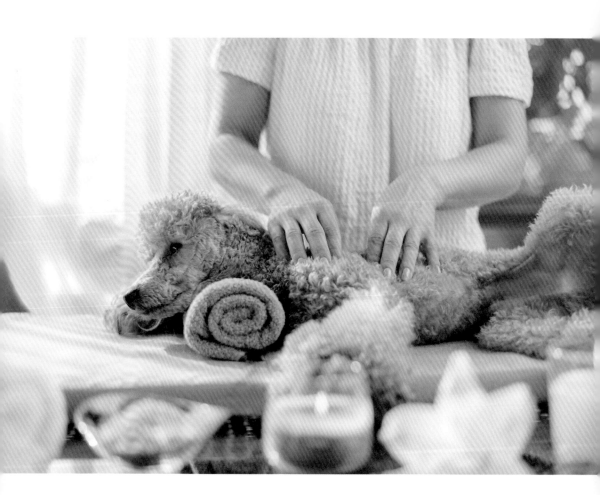

　　我的三個毛孩子中，陪伴我最久的是 12 歲的長毛臘腸狗，從小就在充滿精油香氣的環境中長大，身為飼主的我，發現牠對某些氣味有獨特的喜好。有一次牠的尾巴有濕疹的問題，因此開啟第一次的寵物芳療。當時，牠看了一段時間的獸醫，使用獸醫院帶回來的藥膏，但是不見好轉，於是才想讓牠使用精油。僅僅用了 1 週的時間，濕疹的部位就好轉許多，2 週後毛就長出來了，這讓我發現精油用在寵物身上，也能達到很好的效果，從此常常在狗狗身上使用精油。

　　後來對於寵物按摩很感興趣，於是報名相關課程，對我來說，除了學到新知識與技能，也因為寵物按摩，我們家的老大毛孩每次看到我就是躺下翻肚，希望我多摸摸牠、按按牠。牠可愛的模樣，為我的生活帶來莫大的療癒感受。

　　直到大約 5 年前，牠因意外從樓梯摔下來，造成脊椎神經的壓迫，疼痛不止、左後腿無法走。當時換了幾間獸醫都說需要開刀，但是復原的機率只有一半，而且終身不良於行的機率也是一半，這個結果對我來說很苦惱。後來有位獸醫建議我帶狗去針灸，最後找到一位幫狗狗針灸的獸醫，於是開始定期帶牠進行針灸療程。獸醫知道我有學過寵物按摩，希望在家也可以多幫牠按摩，原本預計三個月的療程，結果大約一個半月就復元了，現在的牠依舊活蹦亂跳，看到我依舊躺下翻肚，很慶幸自己學了寵物按摩。

　　芳療不只對人有相當多的好處，也可以調理寵物身體上的不適。按摩對於狗狗的好處也很多，如改善狗的肌肉關節問題、早期發現狗身上的異

常、紓緩狗的情緒壓力、年長狗的身體保養等。而飼主幫毛孩按摩的過程中也會有不少好處，如培養主人和狗的感情、可以減輕主人的壓力、改善主人的情緒等。寵物按摩有專業的手法，也有簡單的方式，不妨從簡單的方式做起，開啟你與毛孩之間最溫柔的接觸、最療癒的力量。

寵物芳療配方介紹

請記住在狗身上使用的精油濃度，全身使用：大型犬 3%、中型犬 2%、小型犬 1%。局部使用：大型犬 5 ～ 10%、中小型犬 3 ～ 5%。貓的部分，因為牠們對香氣又更加敏感，所以貓在精油上的使用要更加安全，較安全的精油為真正薰衣草及羅馬洋甘菊，最重要的是不要強迫牠們一定要用精油。如果還是想使用芳療，純露是可以替代的。接下來以調配 2% 的濃度為範例：

- 筋骨問題：聖約翰草油 20ml、永久花 2 滴、真正薰衣草 3 滴、甜馬鬱蘭 3 滴。
- 皮膚搔癢：金盞花油 20ml、真正薰衣草 3 滴、羅馬洋甘菊 3 滴、乳香 2 滴。
- 皮膚炎、疹：金盞花油 20ml、德國洋甘菊 3 滴、真正薰衣草 3 滴、乳香 2 滴。
- 驅蟲：（1/3 酒精 +2/3 水）20ml、天竺葵 2 滴、山雞椒 3 滴、大西洋雪松 3 滴。

- 抗焦慮、穩定情緒：荷荷芭油 20ml、真正薰衣草 3 滴、羅馬洋甘菊 2 滴、苦橙葉 3 滴。
- 腹瀉：荷荷芭油 20ml、羅馬洋甘菊 3 滴、山雞椒 3 滴、甜馬鬱蘭 2 滴。
- 除臭：（1/3 酒精 +2/3 水）20ml、檸檬尤加利 4 滴、山雞椒 4 滴。
- 毛髮亮麗柔順：（1/3 酒精 +2/3 水）20ml、乳香 3 滴、真正薰衣草 3 滴、玫瑰天竺葵 2 滴。

在寵物身上用精油效果都滿顯著的，只要注重濃度上的調配、精油品項上的選擇與寵物對香氣的喜好就可以安心使用，是照顧這些毛小孩的好幫手。

寵物使用精油的基本方式

狗與貓的嗅覺靈敏度是人類的好幾倍，而某些香精、市售香氛劑或消毒液，可能含有甲醛、定香劑、乳化劑等化學物質。除了人類聞到會感覺噁心、頭暈，狗狗也可能因此影響嗅覺。另外，這些成分也可能透過寵物的皮膚吸收到身體裡，尤其是對皮膚刺激的化學物質，很容易對牠們的皮膚造成刺激與敏感，所以在寵物使用的精油上需要更加小心。

寵物使用精油的方式和人類一樣，最普遍的還是吸入與皮膚接觸，進而去改善和調理身體與情緒上的問題。

精油薰香在寵物的吸收途徑

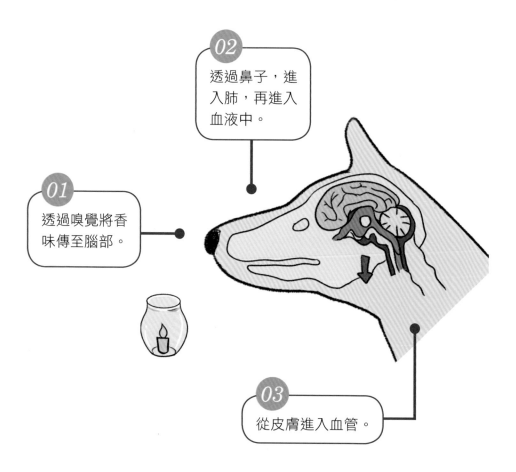

02
透過鼻子，進入肺，再進入血液中。

01
透過嗅覺將香味傳至腦部。

03
從皮膚進入血管。

寵物的精油使用類型

薰香

1. 頻率：一天 2 次，每次
   30 ～ 60 分鐘。
2. 如果飼主要薰香，可以考
   量一下寵物的喜好，或者
   是當你在薰香時，請打開
   門，讓牠們不喜歡氣味時
   可以離開房間。

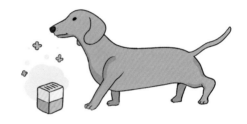

噴霧

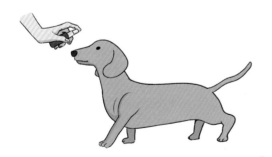

1. 噴霧在狗狗身上使用，可以
   柔順毛髮、除臭、驅蟲、穩
   定情緒。也可以直接當室內
   芳香噴霧。
2. 可在噴霧瓶中先加入 1/3 的
   酒精，滴入安全濃度的精油
   後，再加入 2/3 的水。記得
   每次使用前都需搖晃均勻。

按摩

1. 準備適合狗狗的基底油：荷荷芭油、甜杏仁油、葵花油。

2. 精油濃度：全身使用（大型犬 3%，中型犬 2%，小型犬 1%），局部使用（大型犬 5 ～ 10%，中小型犬 3 ～ 5%）。

3. 寵物身上的毛髮許多，在按摩時，如果按摩油接觸到身上，會導致牠們的毛油膩膩的。最簡單的方式是徒手按摩（不搭配按摩油），直接按摩。另外可以在旁邊使用精油薰香。

4. 按摩時，精油能有效地透過皮膚吸收，效果還是會比上述的方式好。建議可以在寵物準備洗澡前，先用配方油幫牠按摩，療程結束後再幫牠們舒服地洗個澡，就不用擔心毛看起來油油的。

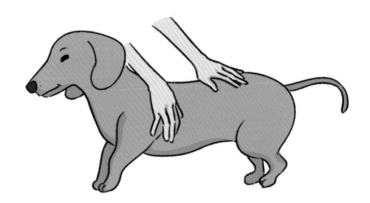

熱敷

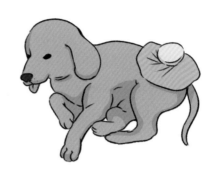

1. 有些狗狗有筋骨方面的問題，也可透過熱敷的方式來達到舒緩的效果。將 2 ～ 3 滴的純精油，滴在衛生紙上置於患部，再將熱敷袋置於衛生紙上。或是直接在狗狗身上的患部，塗上調配好的複方精油，再搭配熱敷袋或熱毛巾熱敷。

2. 另外也可將純精油滴入臉盆中，大約在溫熱的水中滴入 3 ～ 6 滴精油，將毛巾放入臉盆，將吸飽精油的毛巾稍微擰乾後，直接熱敷在患部。

泡澡

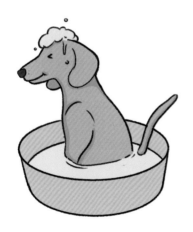
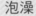

1. 幫寵物們泡澡的溫度不適合太高，大約 37 ～ 38℃。水位放到牠們的腹部位置即可。每次泡的時間大約 15 ～ 20 分鐘。

2. 可以使用泡咖啡的奶油球當作乳化劑。一顆奶油球加入 3（小型犬）～ 6（大型犬）滴精油，先融合後再倒入浴缸中，這樣就可以讓寵物們泡澡。也可以把調配好的複方油直接抹到患部上再泡澡，泡完後再把油洗乾淨即可。

適合寵物的精油

坊間有關寵物芳療的資料或書籍，在用油的觀念上還是存在著差異性，有些幾乎沒什麼禁忌，但有些非常謹慎。在我的觀念裡，曾經有過不良事件的精油就會避免使用，即便有許多人使用過都沒什麼問題，因為無法確保我們家的寵物用了會不會有風險，而且還有替代的精油可以使用。至於，貓使用精油，必須要更加注意，因為貓缺乏葡萄醛酸接合反應（glucuronidation）較差，有些精油含有貓咪的肝臟無法分解與承受的成分，如：萜類碳氫化合物、萜類氧化物、酚類與酮類。右表是目前各國寵物芳療專家和學者建議的高安全性精油，使用時要特別注意：

1. 確定對狗有毒性的精油，建議有飼養毛小孩的人避免使用於家中，如：樺木（Birch）、丁香（Clove）、奧勒岡（Oregano）、圓葉薄荷（Pennyroyal）、冬青（Wintergreen）、側柏（Thuja）、菊蒿（Tansy）、香薄荷（savory）、龍蒿（Tarragon）、百里香酚百里香（Thyme thymol）、茶樹（Tea tree）。

2. 茶樹 * 雖在人體使用上很安全，但在動物身上仍有疑慮與爭議。有些人認為茶樹經過稀釋後仍可以安全使用，但仍須小心。我認為有不少精油還是可以代替茶樹的效果。另外，百里香因為化學結構關係，有很多種選擇，要留意品種。

2. 癲癇狗狗要避免接觸的精油：羅勒、迷迭香、樟樹、桉樹、艾菊、茴香、金縷梅。

3. 其他有爭議性也不建議使用的精油有：依蘭依蘭、野橘、薄荷油、

柑橘、西洋蓍草、羅馬洋甘菊、迷迭香、冷杉、綠花白千層、肉桂、牛膝草、歐薄荷、若蘭草等。

寵物適合的高安全性精油			
精油	狗	貓	品項
羅馬洋甘菊	🐶	🐱	安撫神經系統、止痛、止癢、舒緩腸胃症狀
德國洋甘菊	🐶		強力抗發炎、抗過敏、傷口照護
真正薰衣草	🐶	🐱	最常用的動物精油，安撫神經系統、止痛、止癢、照護傷口
玫瑰天竺葵	🐶		抗黴菌感染、驅蟲、止血及幫助傷口癒合
甜馬鬱蘭	🐶		鎮靜、助眠、抗痙攣、照料傷口、氣喘
檸檬	🐶		助消化、抗黴菌、提升免疫力、抗焦慮
香蜂草	🐶		抗病毒感染（如疱疹）、舒緩驚嚇及受傷、抗過敏
萊姆	🐶		抗菌、平穩情緒、提振精神
胡蘿蔔籽	🐶		止乾癢肌膚、修復疤痕
永久花	🐶		舒緩濕疹、止痛、淡化瘀青及疤痕、抗發炎、祛痰
甜橙	🐶		去除異味、安定情緒、助消化
沉香醇百里香	🐶		改善關節炎、抗病毒、抗細菌及抗黴菌、舒緩皮膚疹
檸檬尤加利	🐶		驅蟲、止痛、舒緩皮膚炎、去除異味
山雞椒	🐶		改善腸胃炎、驅蟲、抗細菌及抗黴菌、止痛

*註：從 2002 年 1 月至 2012 年 12 月，美國愛護動物協會 (ASPCA) 動物毒物控制中心，從數據庫中檢索了 10 年總共有 443 隻犬貓，因為使用 100% 茶樹精油的中毒事件。他們發現有高比例的犬貓產生了一些不良反應，臨床症狀會在 2 ～ 12 個小時內出現，持續長達 72 個小時。最常見的症狀包括：流口水、中樞神經系統抑制或嗜睡、輕癱、共濟失調和震顫現象。

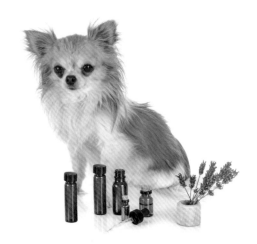

【 小叮嚀 】

1. 千萬不要給寵物口服精油：因為吸收率高，一旦出現問題，難以挽回。也不要塗擦純精油在鼻子上，也不要直接塗抹在毛皮上。

2. 盡量以薰香或噴霧方式：如果不確定精油在寵物身體上的安全性，可以將房門關起來，不要讓寵物進入。

3. 當你在調合精油或薰香時，保持門打開的狀態，讓寵物有自主權可以離開。不要認為你喜歡的精油，牠也一定喜歡。

4. 不要使用含高苯酚（Phenol）的精油：如百里香、奧勒岡。如果家中想要利用薰香殺菌、消毒空氣中的病毒及細菌時，使用這類的精油，以薰香半小時即可。可以將房門關上，勿讓寵物進入。

5. 使用純露或香草替代精油：可讓牠們自己選擇，不要拿純露直接噴灑。可以噴一些在布上，先讓牠們聞聞看，並觀察反應來判斷寵物喜好。

6. 最後記住別家寵物使用過的精油，未必你家的寵物適用。

寵物按摩

　　有很多人一聽到幫寵物按摩，就會覺得太奢侈了，人都不常按了，牠們竟能享有這樣的照顧。其實，大家對於「按摩」這件事想的太認真，有許多人問我，沒有學過專業的按摩手法，可以幫別人按摩？我認為「按摩」有多方面的功能，一套專業的手法可以改善肌肉、淋巴、筋膜等問題，除此之外，撫摸在心靈層面也有很大的幫助，尤其是對親密的家人，如果能花一點時間，幫忙捏捏肩頸、鎚鎚背，即使手法不是很專業，但可以感受到家人的支持與愛，一樣可以從中獲得撫慰。

　　目前也有許多研究指出，按摩對施作者與被施作者都有好處，就連摸摸自己的寵物對飼主也有幫助。以下是為寵物按摩，對寵物與飼主的好處：

飼主	寵物
• 減輕飼主的壓力 • 寵物可以預防兒童過敏 • 寵物可以幫助緩解抑鬱症 • 寵物可以降低心血管疾病的風險 • 寵物可以提高飼主的鍛鍊計劃 • 寵物減少飼主的血壓	• 改善肌肉健康 • 增進血液循環 • 改善受傷寵物的不適 • 增進老年寵物的活動力、舒緩不適 • 培養主人和寵物的感情 • 早期發現寵物身上的異常

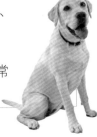

幫寵物按摩前的準備與注意事項

幫家中的寵物按摩，有些需要事先準備以及過程中需注意的地方，最重要的是，被按摩的對象是牠們，所以要顧及到牠們的感受。如果牠們在過程中想離開，也不要勉強，這樣寵物和飼主之間才會有愉快的接觸時光。

按摩前準備

1. 找一處安靜、寬敞的室內地方。
2. 讓寵物坐著或側臥。脊椎受傷時，不要四腳朝天睡在主人膝上，以免壓迫脊椎。
3. 按摩過程中不使用指令，否則寵物會處於戒備狀態，就算感到疼痛或不適，也不敢作出反應。

按摩前注意事項

如果有以下這些情況，主人不應為寵物按摩：

1. 吃飯後，有可能導致反胃，嚴重可能會胃扭轉。主要是因為寵物的胃結構和人不一樣，較易產生上述的問題。
2. 特別注意糖尿病、淋巴問題、椎間盤突出、癌症、腦部疾病等。施作過程中可能會有肢體末稍的病變、水腫、疼痛等問題，需注意觀察，避開患部，減少因不當施壓造成的傷害。
3. 懷孕、皮膚病、外傷要避開患部。另外，年齡 6 個月以下的幼犬，因關節還在發育，所以不建議在此時施作按摩。
4. 走路異常。如果本身步姿有問題，必須先給醫生診斷。

其他注意事項

1. 寵物不會說話,所以按摩過程中更要注意表情與肢體語言。

2. 按摩會促進血液循環,按摩後寵物可能會想尿尿,也要適度補充水分。

3. 貓跟狗比起來更有自己的想法、警覺心更重,所以一般都可以先從牠喜歡被摸的部位開始,等到牠們放鬆時,再接著做全身的按摩。如果貓咪表現出不願意並且想離開時,最好先停下動作,待貓咪放鬆後再進行。剛開始進行時,時間不需太長,整個流程掌握在 3 ～ 5 分鐘內即可。等接受度提高後,再依貓咪狀況而增加時間。

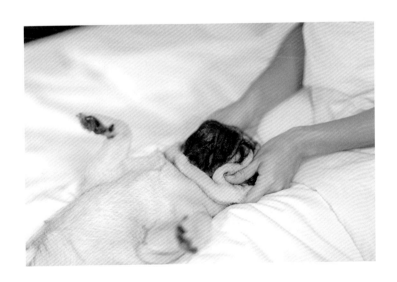

居家簡易寵物按摩流程

　　一般簡易的寵物按摩，可以順著寵物的肌肉走向來按，這樣的手法有助於放鬆肌肉、舒緩筋骨不適、放鬆情緒等。當然，寵物們也有特定部分的喜好，不用勉強一定要走完所有的流程，如果發現牠們很喜歡特定部位，當然也可以多按幾下。幫寵物按摩不用有這麼大的壓力，否則就會減低按摩的美意。

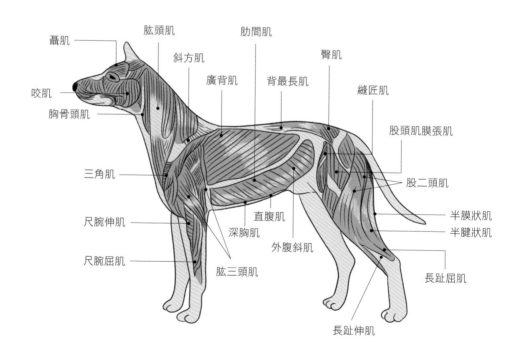

聶肌
肱頭肌
肋間肌
臀肌
咬肌
斜方肌
縫匠肌
胸骨頭肌
廣背肌
背最長肌
股頭肌膜張肌
三角肌
股二頭肌
尺腕伸肌
直腹肌
半膜狀肌
深胸肌
半腱狀肌
尺腕屈肌
外腹斜肌
肱三頭肌
長趾屈肌
長趾伸肌

01. 輕撫

順著毛生長的方向，用手心和指頭輕輕地撫摸狗，可調整血液與淋巴流動。

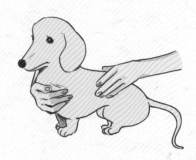

02. 揉捏

揉捏 -A-

揉捏肌肉，把僵硬的肌肉揉到變軟，促進血液循環。

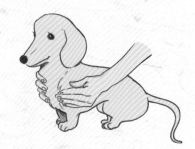

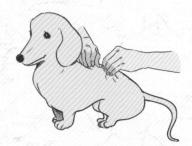

揉捏 -B-

揉捏肌肉上方的皮膚，可使皮膚柔軟。

03. 指按壓

指按壓
-A-

小型犬 1～2指，大型犬
2～3指，點狀加壓按摩，
單次約 2～3秒。適合穴
位或壓力點。

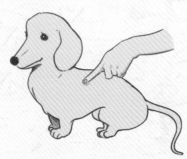

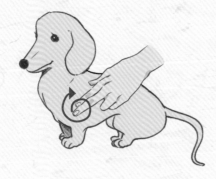

指按壓
-B-

以 2 ～ 3指慢慢畫
圓，適合小肌肉群，
如肩胛或腿部肌肉。

按摩流程

　　讓狗狗放鬆第一步：先用手輕輕揉捏（用「揉捏 B」手法），由肩胛骨到臀部。然後再依循以下步驟按摩全身。

STEP -1-　沿脊椎兩側，從頭頂→屁股

❶ 輕撫（10次）
❷ 揉捏 A、B（2次）
❸ 指按壓 A、B（2次）

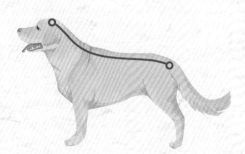

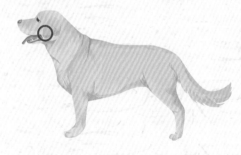

STEP -2-　嘴巴旁的咬肌

❶ 揉捏 A（5次）
❷ 指按壓 B（2次）

STEP -3-　頸側→肩膀前側

❶ 輕撫（5次）
❷ 揉捏 A（5次）

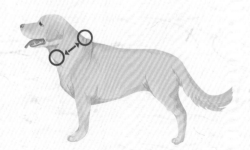

STEP -4-

前腳上臂與
前側肌肉

❶ 揉捏 A（10次）

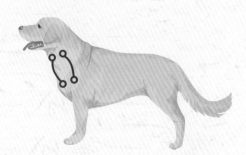

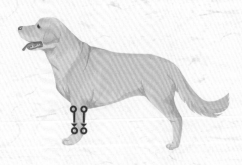

STEP -5-

前腳前臂的
前後側肌肉

❶ 揉捏 A（10次）

STEP -6-

闊背、肋間
→胸、腹

❶ 輕撫（10次）

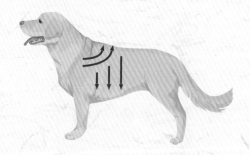

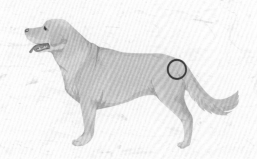

STEP -7-　兩側臀部肌肉

1. 搓揉（5次）
2. 指按壓（2次）

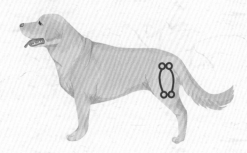

STEP -8-　後腳大腿前側

1. 搓揉（10次）

自己調配前必備的
單方精油指南

・30 支嚴選精油・

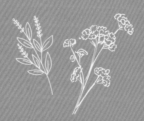

市面上有上百種單方精油的品項，民眾時常有疑問：看著書上的配方，總會少一兩支精油怎麼辦？在家中準備多少精油才足夠呢？

　　如果你是初學者，準備 8 ～ 10 種單方精油就足夠，但如果想進階，家中有 20 種精油就足以調配出許多種配方。書中會介紹 5 種漢方中草藥精油，以及 25 種常見精油。

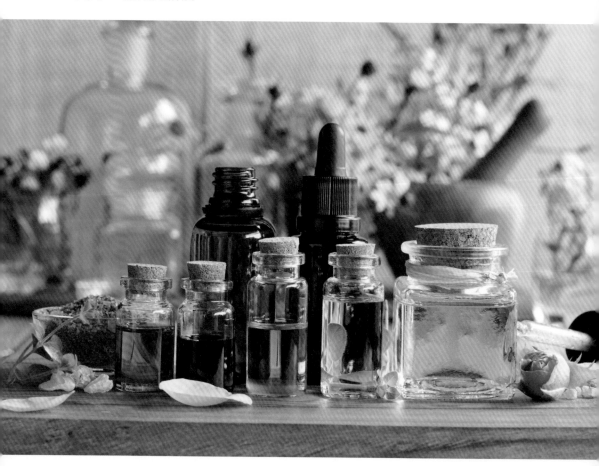

建議大家調油時，除了依照功效去選擇，也要考量自己喜歡的氣味，在我十多年的教學經驗中，發現香氣的喜好是很主觀的，有時給你一個香氣配方，但不見得會喜歡。

另外，同樣都是岩蘭草精油，不同產地與不同廠牌所呈現的香氣，也會有些微的差異，所以當你按著書上的方式調配，或許會與你想像中的香氣不一樣。

所以大家調油時，請用鼻子與身體去直接感受，看看自己喜歡什麼味道。在混合調配時，可以利用試香紙（有點厚度的紙即可）試聞，先了解精油混合後是不是自己喜歡或可以接受的氣味。我認為在芳香療法中，除了精油的功效能為身體帶來效果，精油的香氣也是觸動人心的第一類接觸。

當我們聞到不是很喜歡的精油氣味，即使裡面的精油分子具有一定的效果，多數的人也會因為不喜歡的氣味而無法接受，導致效果變差。所以教學中，我一開始希望大家，除了好好了解精油的功效，調一罐自己喜愛的味道也非常重要。

挑選配方精油，你可這樣做

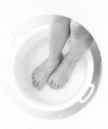

STEP 1

▶ 先決定你想要調什麼功效的油，再挑選出符合的精油。

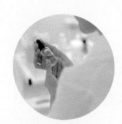

STEP 2

▶ 從挑選出來的精油中，再挑選出較喜歡（接受）的氣味。

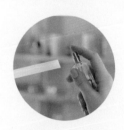

STEP 3

▶ 可先滴在試香紙上嗅聞，看看混合後的氣味是否喜歡（接受），
此時都可以自行調整，選出覺得最適合的 3 ～ 5 種精油。

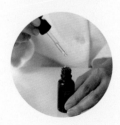

STEP 4

▶ 確定精油品項、濃度、滴數，就可以調入基底油或其他基質。

【小提醒】

1. 一般調油，建議在配方油中選擇 3 ～ 5 種精油，在療效上較有協同作用（1+1>2 的效果）。

2. 精油的搭配是否有禁忌？我認為比較重要的是要了解使用者的身體，如同一些重大或慢性疾病者，有些精油就不適合使用，這樣就一定要避免掉。例如在精油配伍上，若要調提神的油，挑選歐薄荷＋迷迭香＋甜馬鬱蘭，但是甜馬鬱蘭的作用是鎮定，這樣可能會減低提神效果；又如使用者體質已經很燥熱，選用永久花＋連翹＋當歸，但是當歸可能會減少退熱的效果。不過，即使真的使用這樣的配方，也不會造成身體的負擔，頂多效果不如預期。曾經有許多人誤打誤撞，原本以為不是適合搭配的精油，卻處理了使用者的其他問題，所以一樣能達到效果。

3. 調配精油是很有趣的過程，只要謹守安全濃度與安全使用方式，不太會造成身體的負擔。

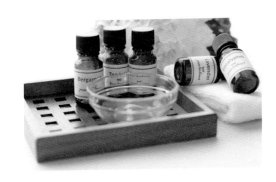

Bergamot

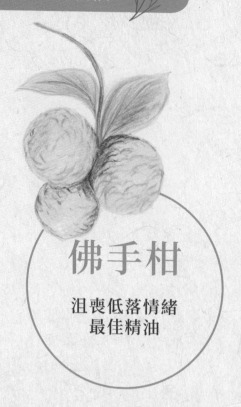

佛手柑

沮喪低落情緒最佳精油

數百年來，義大利的民間醫學經常使用它的果實，只要輕壓佛手柑的外皮，就可以得到迷人的綠色精油。義大利人將佛手柑運用在放鬆緊張情緒及保養肌膚上已有多年歷史。而知名的伯爵茶即添加佛手柑，作為增添紅茶風味的香料。

拉丁學名 ／ *Citrus bergamia*
科別屬種 ／ 芸香科
萃取部位 ／ 果皮
萃取方式 ／ 壓榨法

🍂 香氣
帶著清柔甜的柑橘香味，後味會帶著微木質調香，因此會帶來沉穩與溫暖的感受。

🍂 心理功效
安撫憤怒及挫敗感、舒緩焦慮和壓力、快樂的泉源、憂鬱首選精油。

🍂 生理功效
抗菌、平衡自律神經、解熱、止痛、益消化系統。可改善因情緒引起的厭食或暴食、可調理消化道毛病（消化不良、腸胃型感冒、腸躁症等）；能預防感冒、退燒、改善尿道炎、膀胱炎、皰疹病毒；改善油性、粉刺、痘痘肌膚、淡化疤痕；改善壓力型偏頭痛。

🍂 注意事項
具光敏性，使用後 6 ～ 8 小時不要曬太陽。如果擔心光敏，可購買去光敏的佛手柑精油，或晚上使用即可避免光敏問題。精油領域所使用的佛手柑，正確的翻譯名稱應為香檸檬，因早期翻譯誤植，會讓人以為是亞洲傳統常見的長像如手指的佛手柑（*Citrus medica var. sarcodactylu*），其學名是不同的。

Cedarwood Himalayan

喜馬拉雅雪松

賦予耐心包容的堅毅之樹

其種名 deodara 是源自梵文的神（diva），意指像神的樹，被印度人稱為「神聖之樹」。根據歷史的記載，它很早就被人類所使用，傳說中，所羅門王聖殿的梁木就是雪松，代表著一種高大與成長的力量。十七世紀的醫師把雪松樹脂蒸餾萃取後，當作消毒、預防感冒，以及順暢肺部、呼吸道的常備用藥。雪松的品種有許多種，只有大西洋雪松和喜馬拉雅雪松是雪松屬，為真正的雪松。

🌿 **香氣**
沉穩安定的木質香、似老舊木質家具散發出來的氣息。

🌿 **心理功效**
放鬆心靈、紓緩焦慮、安定心神；喜瑪拉雅雪松針葉含蓄向下，如同父母為了孩子展現無比的耐心與包容。

🌿 **生理功效**
抗菌、抗黴菌、收斂、利尿。優良的呼吸道用油，可用來消除支氣管炎、祛痰、流鼻水、咳嗽；也能用於改善尿道炎、膀胱炎類尿道感染的症狀；調理油性肌膚、痘痘、粉刺肌膚、頭皮屑；有益淋巴循環、消水腫、靜脈曲張；舒緩風濕關節炎、止痛；驅除蟲害。

🌿 **注意事項**
無。

拉丁學名 / *Cedrus deodora*
科別屬種 / 松科
萃取部位 / 木
萃取方式 / 蒸餾法

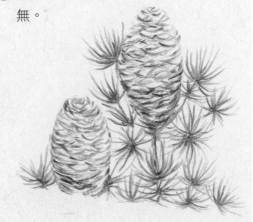

ChamomileRoman

羅馬洋甘菊

大人小孩都適用的放鬆之油

古埃及時期，羅馬洋甘菊因為芬芳香氣被當作神聖藥草，祭司會拿它來祭祀太陽神，並且用來緩解高燒。古希臘和羅馬時期，更廣泛地運用在民間醫療上，主要是處理失眠、神經痛、皮膚病、風濕及頭痛問題。飲用羅馬洋甘菊藥草茶，也可安撫焦慮的情緒。

拉丁學名 ／ *Anthemis nobilis*
科別屬種 ／ 菊科
萃取部位 ／ 花
萃取方式 ／ 蒸餾法

🌿 香氣
有地上蘋果之稱，乾草味中帶著甜甜的果香味。

🌿 心理功效
安撫情緒，對失眠、緊張不安、受驚嚇有安撫舒緩的效果。

🌿 生理功效
止痛、止癢、抗過敏、抗痙攣，因溫和的特性適合嬰幼兒使用。舒緩牙痛、肌肉痠痛、關節炎及肌腱扭傷、頭痛、喉痛、神經痛、經痛等功效；消化道平衡調理、脹氣、便秘、腹絞痛、腹瀉；調節女性生殖系統；適合乾性及敏感性肌膚、過敏、發疹、搔癢、雷射後皮膚修復。

🌿 注意事項
孕婦初期前 3 個月避免使用。

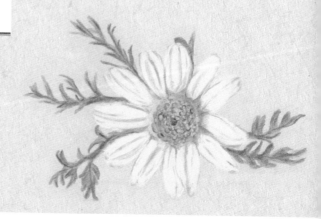

Clary Sage

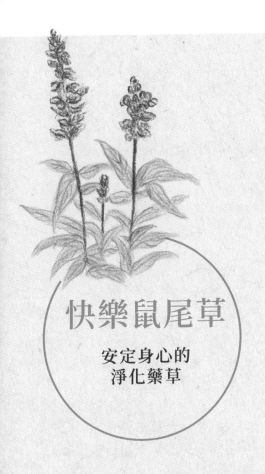

快樂鼠尾草

安定身心的
淨化藥草

Clary 是快樂鼠尾草的俗名,有人認為是由拉丁文的「淨化(clarus)」演變而來,在中世紀時,藥草學家會將鼠尾草葉做為茶水,清洗眼內的黏膜,可以治療各種眼疾,所以快樂鼠尾草也有「清澈之眼」、「耶穌的眼睛」之稱。

拉丁學名 / *Salvia sclarea*
科別屬種 / 唇型科
萃取部位 / 整株藥草
萃取方式 / 蒸餾法

🌢 香氣
青草根清新的氣味、帶著些許的泥土味。

🌢 心理功效
溫暖放鬆,平衡緊張情緒,並帶來幸福歡愉的感覺,強效鎮靜。

🌢 生理功效
抗痙攣、抗發炎、抗菌、通經。平衡荷爾蒙及緩和生理痛,有催情功效,適合經血量少、紓緩經前症狀群及更年期症狀使用。止痛:偏頭痛、肩頸僵硬、肌肉痙攣或疼痛、下背痛。適油性髮質,改善頭皮屑及掉髮、脹氣、消化不適;促進血液循環、溫熱身體作用;助眠效果佳。

🌢 注意事項
孕婦勿用;若有子宮肌瘤、乳房囊腫等婦科方面腫瘤需小心使用,因曾發現可能誘發腫瘤變大的案例,雖近期研究認為植物性的類雌性激素作用並不會誘發此類腫瘤變大,但因無法完全證實,所以還是需要小心使用;需集中精神時勿用。市售的鼠尾草精油(Sage,學名:Salvia Officinalis),因側柏酮含量較高,容易產生神經毒性及強烈宮縮,所以不建議使用。

Cypress

絲柏

利尿消腫
首選精油

絲柏的拉丁文 Sempervirens，是「永遠茂盛」的意思，柏拉圖就把它比喻為不朽的象徵。絲柏樹也是梵谷後期的作品裡，經常出現的景色之一。遠古的希臘人很早便知道，可以將肺結核病患送到絲柏樹林中，呼吸新鮮空氣以減輕狀況。絲柏精油至今仍用來治療呼吸疾病。

- **香氣**
  帶著木質與沉靜幽然的氣息。

- **心理功效**
  帶給人有如樹木相伴的支持感；具有紓發情緒與幽然的自在感。

- **生理功效**
  抗具抗菌、良好的收斂與消炎止痛效果。抗痙攣，是氣喘患者的保健油；可減輕肌肉痠痛或風溼性關節炎的症狀；調理痛經或經血過多有不錯的效果；幫助傷口癒合、減少傷口滲液；對於去除身體濕氣、靜脈曲張及水腫均有幫助；油性、粉刺與痘痘皮膚均可使用。

- **注意事項**
  孕婦初期前 3 個月避免使用。

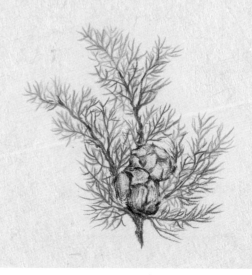

拉丁學名 ／ *Cupressus sempervirens*
科別屬種 ／ 柏科
萃取部位 ／ 針葉
萃取方式 ／ 蒸餾法

乳香

安神寧心的
神聖香氣

Frankincense

是法文 franc-encens 的複合字，意思是「奢華的香料」。在西方，基督教使用乳香為新生命祝福，在人類歷史上廣泛運用在宗教與皮膚照護上。在東方傳統中醫上記載，乳香可以活血化瘀、止痛、傷口修復等，是外傷科重要用藥。

🍂 **香氣**
溫暖、沉穩、安定、淡雅的木質香。

🍂 **心理功效**
平靜、紓解焦慮不安、安神、清除煩雜思緒。

🍂 **生理功效**
抗各種感染（細菌、病毒、黴菌）、止痛、祛痰、護膚。能舒緩呼吸系統的各類疾病，如喉嚨痛、咳嗽、支氣管炎、肺炎；調理月經不順，能溫經活血；抗各種感染尿道炎、膀胱炎、皮膚感染發炎等；保養皮膚（皮膚疹、促進傷口修復、可淡疤、抗皺、抗老）。

🍂 **注意事項**
孕婦初期前 3 個月避免使用，爾後低劑量使用。

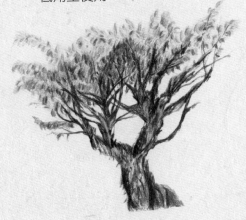

拉丁學名 ／ *Boswellia carterii*
科別屬種 ／ 橄欖科
萃取部位 ／ 樹脂
萃取方式 ／ 蒸餾法

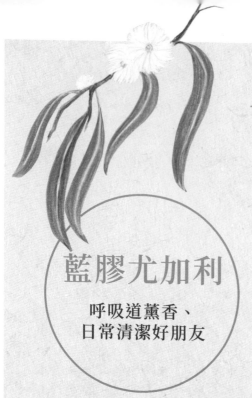

Eucalyptus Blue Gum

藍膠尤加利

呼吸道薰香、
日常清潔好朋友

藍膠尤加利是最常用的尤加利樹品種。傳統上,在澳洲的每個家庭都會擁有,新鮮葉子和精油能治呼吸系統疾病,如支氣管炎、喉炎,也可以幫助維持健康的關節和肌肉。搭配居家清潔時,例如洗衣過程中加入精油,可抗塵蟎、減少異味;擦地板時加入水中,可減少蟲害、抗菌。

- **香氣**
  氣味沁涼,其中會帶些微刺鼻的樟腦味。

- **心理功效**
  能夠恢復精神;有激勵效果,清除心裡的陰霾。

- **生理功效**
  抗細菌、抗病毒、祛痰、退燒、抗發炎、抗風濕、抗塵。能舒緩呼吸系統各類疾病;化解黏液、鼻竇感染;緩和感冒、支氣管炎、退燒。治療皮膚感染、病毒感染(皰疹)、痘痘、泌尿道感染;止痛、風濕和關節炎、肌肉酸痛、偏頭痛。

- **注意事項**
  避免幼童與老人過度使用,對呼吸道較刺激;癲癇患者小心用。

拉丁學名 ／ *Eucalyptus globulus*
科別屬種 ／ 桃金孃科
萃取部位 ／ 葉
萃取方式 ／ 蒸餾法

Geranium

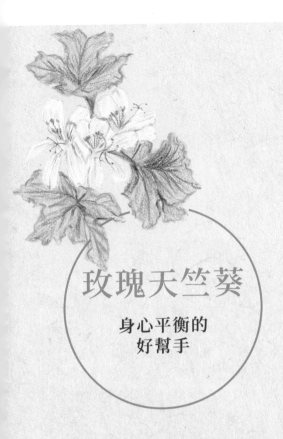

玫瑰天竺葵

身心平衡的好幫手

天竺葵在歷史上曾被用來治療霍亂和骨骼受傷，也有驅魔的效果，古老時代一直將它視為一種能量十足的香氣。另外，由於天竺葵取得比玫瑰容易，所以價格便宜許多，又因為它的味道與玫瑰相近，所以被稱為窮人的玫瑰。

拉丁學名 ╱ *Pelargonium graveolens*
科別屬種 ╱ 牻牛兒科
萃取部位 ╱ 葉
萃取方式 ╱ 蒸餾法

🌿 **香氣**
清新綠色香氣、帶著甜美類似玫瑰的氣味。

🌿 **心理功效**
平撫焦慮、沮喪、提振情緒，讓心理恢復平靜，紓解壓力。

🌿 **生理功效**
抗細菌、黴菌和病毒：止痛、抗發炎、促循環。是婦科內分泌問題首選精油，如經前症狀群、更年期的熱潮紅、盜汗、情緒低落等；具刺激淋巴循環、利尿的特性，可消水腫、改善橘皮組織、痔瘡、泌尿道感染；治風濕性關節炎，抗痙攣；皮膚照護上可以平衡油脂分泌、改善粉刺、淡化表皮微血管血絲、痘痘、皮膚癬、帶狀皰疹等；驅蚊蟲。

🌿 **注意事項**
避孕婦女勿用；若有子宮肌瘤、乳房囊種等婦科方面腫瘤需小心使用，過去曾發現可能誘發腫瘤變大的案例，雖近期研究認為植物性的類雌性激素作用並不會誘發此類腫瘤變大，但因無法完全證實，故還是需要小心使用；敏感膚質低劑量使用。

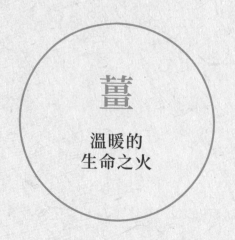

薑

溫暖的
生命之火

薑的印度梵文名，呼應薑具有溫和及平衡的療效，更可強化其他藥用植物的功效。在印度阿育吠陀療法中，常使用薑來排毒。數百年來，印度、中國與日本都因為薑的藥性與特質而廣用於傳統的料理與藥膳食補上。

拉丁學名 ╱ *Zingiber officinalis*
科別屬種 ╱ 薑科
萃取部位 ╱ 根
萃取方式 ╱ 蒸餾法

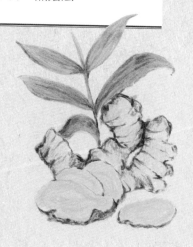

● **香氣**
深沉厚實，偏向老薑乾燥辛辣的氣味。

● **心理功效**
給予溫暖的感覺，能提振疲倦的心靈，賦予生活的動力。

● **生理功效**
溫熱活血、益消化、止痛、抗發炎、祛寒。活血化瘀功能佳、可止痛，有益慢性風濕症、減緩關節炎的疼痛和腫脹、肌肉痛和肌肉緊繃、改善瘀血；補強消化系統、調理脹氣、止嘔、改善食慾不振、改善便秘等；去濕氣及對散寒都很有功效。可去頭風（改善因冷風造成的頭痛）、止頭痛；去風寒，改善風寒型感冒症狀（身體冷、鼻涕痰液稀偏白）；改善月經不順、產後護理，以消除積存的血塊；改善循環不佳、手腳冰冷問題。

● **注意事項**
懷孕初期的幾個月內以及小孩，最好避免使用。對皮膚刺激，宜低劑量使用。

Helichrysum

永久花

不只護膚，精油界化瘀的高手

由希臘文代表太陽的「helios」，以及代表黃金的「chrysos」組合而成，意指「黃金般的太陽」。根據希臘神話傳說，尤里西斯的船隻在航海中遇上風浪沉沒，被沖到法伊阿基亞島，遇上皇帝的女兒娜烏茜卡，據說她有著女神般的美麗容貌，因為她以一種具有再生功效的珍貴金黃色香油塗抹全身，永遠保持美麗。為了幫助尤里西斯重拾信心繼續旅程，便送他一瓶自己常用的金黃色香油，即蠟菊油。尤里西斯將蠟菊油塗遍全身後，恢復神人的英雄氣概和俊美容貌，於是重新出發，完成偉大而艱辛的旅程。

- 拉丁學名 / *Helichrysum italicum*
- 科別屬種 / 菊科
- 萃取部位 / 花
- 萃取方式 / 蒸餾法

🌿 **香氣**
乾燥草桿的氣味，帶著些許龍眼乾的甜味。

🌿 **心理功效**
幫助抗憂鬱、紓緩情緒，當內心的結或傷痛一直悶在心中無法化開時，可以幫忙消除心理瘀傷。

🌿 **生理功效**
化瘀、止痛、抗菌、抗痙攣、抗發炎、祛痰。活血化瘀，緩解肌肉酸痛、風濕症、關節炎，有任何筋骨損傷、撞傷、扭傷時立即使用永久花，可立即減緩疼痛腫脹等狀況（跌打損傷首選精油）；抗痙攣（咳嗽）、咽喉炎、祛痰；改善靜脈曲張；可穩定肌膚、抗發炎，使肌膚有光澤、防晒，舒緩晒傷、瘀血；改善經期血塊過多、幫助產後調理子宮復舊。

🌿 **注意事項**
不宜孕婦使用。

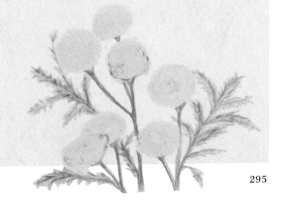

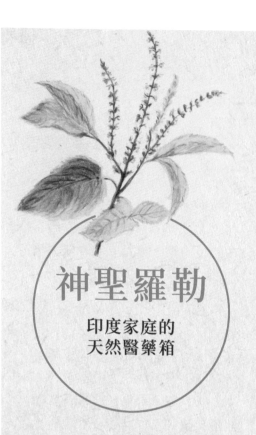

神聖羅勒

印度家庭的
天然醫藥箱

Holy Basil

在印度稱之為 Tulsi，來自印度的一種常見的植物，它被印度教徒廣泛用作敬神祈福的一種神聖植物。印度教徒相信神聖羅勒具有超然的能力，可以治病驅邪，所以在印度家庭門前可以時常見到它的蹤影，同時也具有很高的藥用價值。

🍃 **香氣**
有著新鮮採摘的羅勒葉香氣，並帶著如丁香般的辛辣特質。

🍃 **心理功效**
能提振精神、改善疲倦的心靈，賦予勇氣與自信、增強意志，強化精神、增進記憶力。

🍃 **生理功效**
止痛、溫熱活血、益消化、抗發炎、袪寒。具有很好的止痛的效果：改善肌肉疼痛、關節痛、風濕、肌肉緊繃；也可改善咳嗽、袪痰、氣喘、退燒；同時也可以幫助消化、舒緩胃痛、脹氣；增強神經組織，也可以增進記憶力。

🍃 **注意事項**
含有肝毒性，有肝臟疾病不宜使用。不宜孕婦、嬰兒使用。

拉丁學名 ╱ *Ocimum Sanctum*
科別屬種 ╱ 唇形科
萃取部位 ╱ 葉
萃取方式 ╱ 蒸餾法

Juniper berry

杜松果

令人驚豔的
天然解毒劑

最初製造琴酒（杜松子酒），是因為杜松子有利尿作用，幫助海外的荷蘭商人、船員和移民預防傳染疾病，並作為利尿、清熱的藥劑。早期在法國的醫院中，會燃燒杜松樹枝和迷迭香來避免傳染。

拉丁學名 ／ *Juniperus communis*
科別屬種 ／ 柏科
萃取部位 ／ 漿果
萃取方式 ／ 蒸餾法

● 香氣
帶著木質與些微的辛辣氣息。

● 心理功效
淨化負面能量、激勵精神、紓緩疲憊心靈。

● 生理功效
很好的殺菌、抗黴菌、抗發炎、消水利尿作用。紓緩風濕關節炎、蜂窩性組織炎、尿道或膀胱炎；舒緩咳嗽、哮喘；促進血液循環、排毒、消水腫、橘皮、靜脈曲張；治油性膚質、濕疹及頭皮屑、香港腳。

● 注意事項
腎臟機能弱者、孕婦避免使用。敏感肌膚者需低劑量使用。

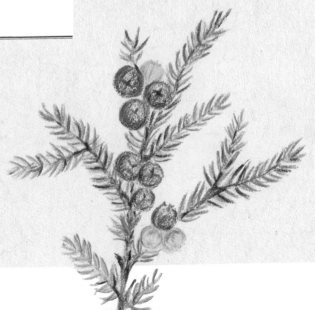

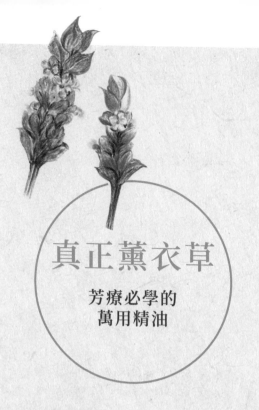

真正薰衣草

芳療必學的
萬用精油

Lavendertrue

🌿 **香氣**
柔美安定的花香、藥草香氣。

🌿 **心理功效**
安定心神；抗憂鬱、沮喪、失眠；
強大的鎮定及放鬆功效。

🌿 **生理功效**
功能很全面的精油，緊急狀況下
可以 100% 使用不稀釋（勿超過
3 天）。有強效的抗痙攣、止痛
效果（肌肉痠痛、頭痛、經痛、
胃痙攣痛）等；舒緩感冒症狀、
氣喘；改善心悸、穩定血壓；皮
膚照護上，可促進傷口癒合、止
血、抗皮膚發炎（痘痘）、平衡
油脂、美白、促進傷口癒合、治
燙傷、止癢（蚊蟲叮咬、溼疹等）；
助眠、平衡自律神經等。

🌿 **注意事項**
孕婦初期前 3 個月避免使用。市
面上的複方精油很常出現真正薰衣
草，除了功效全面，還可在調油
時，若配方中不慎加刺激較高的精
油，加入真正薰衣草後，可發揮降
刺激性的交互作用，另外也有很好
的加成效果，是一支協調性極佳的
精油。

有「芳香藥草之后」的美名。中古
時期，在西歐社會裡，薰衣草已被醫
療單位廣泛地使用，例如把薰衣草香
包放在櫥櫃中，藉以驅蟲。羅馬人因
薰衣草的抗菌力，用來泡澡和清潔傷
口。其香氣濃郁，令人感到安寧鎮
靜，具有潔淨身心的功效。古羅馬人
經常使用薰衣草來沐浴薰香，希臘人
則用薰衣草治療咳嗽。

拉丁學名 ／ *Lavandula*
　　　　　　angustifolia
科別屬種 ／ 唇形科
萃取部位 ／ 花、葉
萃取方式 ／ 蒸餾法

Lemon

檸檬

清新宜人的
淨化專家

在西班牙等歐洲國家，檸檬精油有個別稱叫「治百病」。早期的航海家長途航行前，他們會預先把新鮮的檸檬儲存起來，用來純淨船上的飲水。它能收斂和防止腐敗，在急救上充分發揮作用，所以經常用來處理割傷、瘀傷或蚊蟲叮咬等皮膚問題。

🍃 **香氣**
清新振奮、香甜微酸的果香味。

🍃 **心理功效**
清新腦力、提振精神、促進信心，能紓緩疲憊心靈，增加活力。

🍃 **生理功效**
健消化、收斂、抗菌、抗發炎。改善消化不良、脹氣；淨化空氣、防感冒、除臭；紓緩壓力；具收斂淨化特性，能改善油性、粉刺、痘痘肌膚，可軟化肌膚角質；退燒。

注意事項
🍃 具光敏性，避免白天使用。敏感性皮膚宜低劑量使用。

拉丁學名 ／	*Citrus limonum*
科別屬種 ／	芸香科
萃取部位 ／	果皮
萃取方式 ／	壓榨法

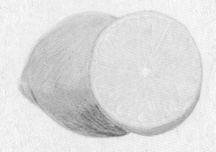

Lemongrass

檸檬香茅
不只防蚊，印度常用的藥草之一

檸檬香茅，在印度被視為良性的藥草，成分中的檸檬醛，具有鎮靜和消毒的作用，印度的傳統醫療系統，經常使用它來治療發熱與感染。

🌿 **香氣**
帶有類似檸檬味及乾燥青草的氣息，有種清新感。

🌿 **心理功效**
振奮精神，給予平淡生活變化。

🌿 **生理功效**
具良好的解熱、鎮痛、抗發炎及抗黴菌的功能。可舒緩頭痛、減輕肌肉與筋骨的疼痛；治療腳臭與腳汗、香港腳及其他黴菌感染；調理油性及粉刺肌膚；驅蚊蟲、除臭；改善消化不良、脹氣；退燒、舒緩腸胃型感冒。

🌿 **注意事項**
低劑量使用於皮膚，避免刺激及過敏。

拉丁學名 ╱	*Cymbopogon citratu*
科別屬種 ╱	禾本科
萃取部位 ╱	葉
萃取方式 ╱	蒸餾法

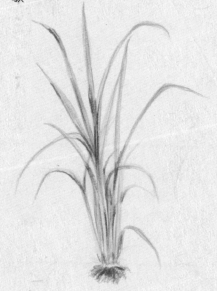

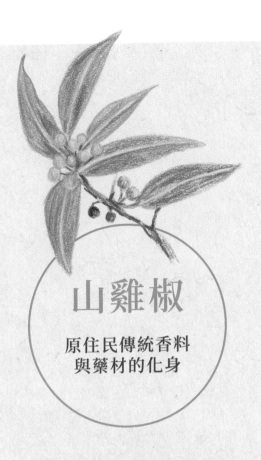

山雞椒

**原住民傳統香料
與藥材的化身**

是台灣原住民著名常用的香料「馬告」。因山雞椒種子可當去腥味的香料或當鹽的替代品，洗淨曬乾後拌入食鹽就能長期保存，成為部落傳統料理中極佳的調味料。除了入菜以外，原住民也將其作為天然藥材，緩解宿醉及頭痛。

Litsea

● 香氣
似檸檬香茅的清新氣味，但較為溫和。

● 心理功效
給於強烈的溫暖與方向、隨和輕鬆自在。紓緩疲勞與昏昏欲睡的狀態、焦慮、緊張與不知所措。

● 生理功效
抗菌、抗黴菌、抗病毒、收斂、益消化道對消化道有很好的效果：改善食慾不振助消化、脹氣、腹瀉、腸胃型感冒；紓緩感冒症狀、氣喘、支氣管炎；改善油性皮膚、粉刺痘痘肌、香港腳、頭皮屑；除臭、驅蚊蟲。

● 注意事項
皮膚敏感者請低劑量使用。

拉丁學名 ／ *Litsea cubeba*
科別屬種 ／ 樟科
萃取部位 ／ 果實
萃取方式 ／ 蒸餾法

Marjoram

甜馬鬱蘭

偉大的藥草精油

在拉丁文裡，馬鬱蘭的字首 Marjor，意指『偉大』，其醫療功效廣泛記載在許多典籍中。17世紀，許多醫生記錄了不少以馬鬱蘭治療神經失調的處方，如馬鬱蘭可以治療各種阻礙呼吸的胸部疾病，是治療氣喘、支氣管炎和感冒的最佳選擇」。當時的《草藥誌（The Herbal）I》裡指出，馬鬱蘭是「治療所有與頭腦有關疾病的最佳良藥」。到了18世紀，更進一步發現它能治療風溼、風寒等病症。

香氣
溫暖的藥草味，安定人心的味道。

心理功效
溫暖心靈、平撫沮喪悲傷與緊張焦慮、治療失眠症。

生理功效
止痛、抗痙攣、調節自主神經系統、抗菌。良好的止痛效果：肌肉酸痛（緊繃僵硬）、風濕症、關節炎、撞傷、扭傷、抽筋、頭痛等；抗平滑肌痙攣：治咳嗽、氣喘、經痛、胃痙攣；溫暖活絡身體、化瘀血；改善消化不良、便秘、脹氣；預防暈車、暈船。

注意事項
孕婦不宜使用，重度憂鬱者小心使用。市售的牛至（奧勒岡）、野馬鬱蘭精油，其刺激性較強、禁忌多，所以不建議使用。

拉丁學名 / *Oreganum majorana*
科別屬種 / 唇型科
萃取部位 / 花、葉
萃取方式 / 蒸餾法

廣藿香

宛如芳香除濕機

廣藿香來自印度語「pacholi」，意思是「香味」。在 19 世紀，印度的披肩和紡織物都會散發著廣藿香精油的香味，一開始因為它可以防蛀蟲，但因氣味廣受喜愛，更象徵東方調的氣味。中國醫學上也廣泛使用，其功效為發表解暑、化濕開胃、理氣止嘔，用於夏傷暑溼、寒熱頭痛、胸悶、腹痛吐瀉、消化不良等，為夏季治療暑溼的常用藥。

拉丁學名 ／ *Pogostemoncablin*
科別屬種 ／ 唇型科
萃取部位 ／ 葉
萃取方式 ／ 蒸餾法

🌿 **香氣**
強烈的泥土藥草味，讓人有東方異國風情。

🌿 **心理功效**
具鎮靜作用，靜心安定，有安撫神經、穩定情緒的效果，因此對因心神焦躁、憂慮導致的失眠有效。

🌿 **生理功效**
抗發炎、抗菌、殺黴菌、祛濕、促進傷口癒合針對皮膚創傷、發炎、龜裂、乾癬、濕疹、香港腳、痘痘、頭皮屑、止癢有很好的效果；調理消化不良、脹氣、腹瀉；排除身體過多的濕氣、利尿；驅蟲、除臭。

🌿 **注意事項**
敏感膚質宜低劑量使用。有降低食慾的可能。孕婦、嬰幼兒不建議使用。網路上有很多人將左手香與廣藿香混為一談，事實上兩者是不同品種的植物。

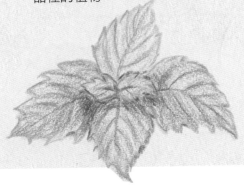

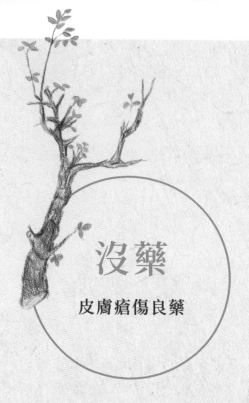

沒藥

皮膚瘡傷良藥

沒藥（myrrh）來自於阿拉伯文，意思是苦的。沒藥又被稱為「聖母瑪莉亞的寶血」。沒藥具有再生的能量，並可淨化污穢的身心，古代在處決犯人前會添加沒藥的酒讓他飲用，以減輕其精神和肉體的痛苦；而戰士會攜帶沒藥上戰場，有助傷口癒合。在中國，會運用天然的沒藥塊來治療關節炎和女性婦科問題，散血化瘀之力比乳香強。

拉丁學名 ／ *Commiphora myrrha*
科別屬種 ／ 橄欖科
萃取部位 ／ 樹脂
萃取方式 ／ 蒸餾法

Myrrh

● 香氣
乾燥沉穩的木質香、帶有煙燻的微苦氣味。

● 心理功效
使人感覺平靜、安定心緒、提升自我覺察。

● 生理功效
止痛、鎮靜、祛痰、抗發炎、抗菌、促進皮膚修復、修復肌膚傷口；減少皺紋；對蕁麻疹、濕疹、皮膚乾裂、香港腳、口腔潰瘍皆有很好的效果；止痛消炎：改善風濕、關節炎、肌肉酸痛；治呼吸道問題：喉嚨發炎、鼻喉黏膜炎、慢性支氣管炎、感冒和喉嚨痛；具有通經效果，適合經血量少者使用。

● 注意事項
懷孕請勿使用。遇空氣易氧化凝固，建議使用後立即鎖緊瓶蓋、小容量購買。有些人會自行添加基底油或酒精稀釋以減少凝固現象。

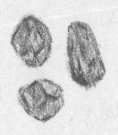

Peppermint

歐薄荷

**歐洲家庭
必備藥草**

歐薄荷的使用歷史，最遠可追溯至古埃及人，從過往到現今，不論是精油、泡茶、料理，歐薄荷都是被大量使用於日常的藥草之一，它的重要性已經融入我們的生活之中。醫學上使用歐薄荷來治療緊張性頭痛、腸痙攣、消化問題。

拉丁學名 ／ *Mentha piperita*
科別屬種 ／ 唇形科
萃取部位 ／ 全株藥草
萃取方式 ／ 蒸餾法

香氣
清新沁涼的藥草葉片味。

心理功效
提振精神、喚醒思緒、增加活力，賦予開闊自由的感覺。

生理功效
益消化道、止痛、抗發炎、止癢、促循環、解熱。對消化道有極佳調理效果，可運用於脹氣、消化不良、便秘、腹瀉、腹痛、嘔吐、噁心、暈車等；可舒緩感冒或呼吸道症狀：鼻塞、喉嚨痛、支氣管炎、退燒；止痛：頭痛、肌肉酸痛、放鬆肌肉；皮膚方面：可止癢、對油性或痘痘與粉刺有效、改善頭皮屑、舒緩曬傷不適感。

注意事項
孕婦及嬰兒不宜使用；睡前避免使用，可能導致失眠；癲癇患者勿用。

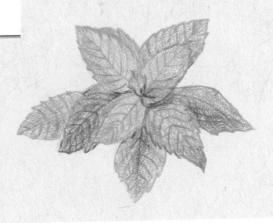

Petitgain

苦橙葉

平衡身心的
最佳綠葉

有『窮人的橙花』之稱。在傳統醫療上，苦橙葉精油用來治療癲癇，對皮脂調理也有顯著效果，可促進免疫和神經系統的健康。另外也廣泛運用於香水產業。

拉丁學名 ／ *Petitgrain bigarde*
科別屬種 ／ 芸香科
萃取部位 ／ 葉
萃取方式 ／ 蒸餾法

- 香氣
  帶有淡淡輕柔花果香以及枝葉微苦的氣息。

- 心理功效
  緩解焦慮憂鬱，安撫憤怒恐慌，消除疲勞、喚醒思緒。

- 生理功效
  抗菌、平衡自律神經、抗痙攣。舒緩壓力過大引起的胸悶、心悸、腸胃不適、疲倦感；舒緩肌肉痙攣與疼痛；促進消化、舒緩脹氣不適；病後調理，有助於調養虛弱體質；改善臉或頭皮油脂、粉刺、青春痘、頭皮屑。

- 注意事項
  無。

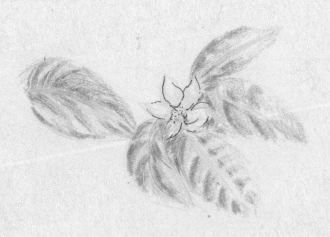

桉油樟
（羅文莎葉）

流感、感冒
首選精油

意思就是「美好的葉」。因為桉油樟從葉片到樹皮都充滿了香氣，當地人從很久以前就會運用樹皮、果實和樹葉，作為香料或是醫藥的用途。溫和安全，也適合老人與幼兒使用。

拉丁學名 ／ *Cinnamomum camphora*
科別屬種 ／ 樟科
萃取部位 ／ 葉
萃取方式 ／ 蒸餾法

● 香氣
清新葉片中帶點辛香、溫暖的穿透感。

● 心理功效
安定混亂思緒、改善失眠、穩定情緒。

● 生理功效
強大的抗病能力，對病毒、細菌、黴菌、寄生蟲都有效果；抗發炎效果好，當流行性感冒病毒流行時，會是首選的精油。針對感冒常見的症狀：喉嚨痛、支氣管炎、祛痰、鼻竇炎、氣喘、腸胃型感冒等都有改善效果；改善肌肉疲乏、止痛、關節炎；治口唇疱疹、皮膚感染：香港腳、痘痘、頭皮屑等都可使用。

● 注意事項
無。

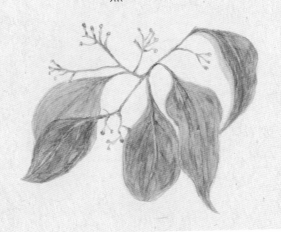

Rosemary

桉油醇迷迭香

精油界的『記憶吐司』

早在西元 1584 年，歷史就有記載迷迭香象徵記憶力，人們暱稱它為「記憶香草」。莎士比亞的《哈姆雷特》劇中寫到「這是迷迭香，代表記憶。」希臘學者在準備考試時，頭上會戴著一圈迷迭香頭冠，幫助學習。在二次世界大戰期間，法國醫院焚燒迷迭香與杜松，用來淨化空氣、防止疫病。瘟疫時期，在家中焚燒，防禦黑死病進入。到今日，迷迭香仍是身心靈人士愛用的能量淨化神聖植物。

🝰 **香氣**
溫暖的藥草味，安定人心的味道。

🝰 **心理功效**
提振精神、集中思緒、清除雜念，是最棒的讀書薰香之一，更是腦力勞動者必備精油，能讓人暢所欲言、利於溝通。

🝰 **生理功效**
止痛、抗發炎、溶解黏液、抗菌、益消化。良好的止痛效果：肌肉酸痛、緊繃僵硬、撞傷、扭傷、抽筋、頭痛等；處理呼吸道問題：各種感冒症狀、氣喘、祛痰皆有很好的效果；改善消化不良、脹氣、腸胃型感冒；適合油性肌膚、粉刺痘痘肌，減少肌膚發炎敏感、防止掉髮和頭皮屑、緊實肌膚、減少浮腫與橘皮組織。目前已有臨床證實可延緩失智症進展。

🝰 **注意事項**
懷孕前 3 個月避免使用。癲癇者避免使用。

拉丁學名 ／ *Rosmarinus officinalis*
科別屬種 ／ 唇型科
萃取部位 ／ 葉
萃取方式 ／ 蒸餾法

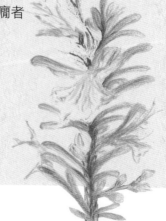

岩蘭草

安定紮根的寧靜之油

● 香氣
乾燥、深沉泥土的香氣,似泥土煙燻味。

● 心理功效
抗失眠、減壓、抗焦鬱焦慮、抗沮喪、消除煩躁不安、強效鎮靜、改善茫然和心理不踏實的狀態。

● 生理功效
解熱、止痛、抗發炎、抗菌。溫和促進血液循環,有助舒緩風濕、關節炎、肌肉酸痛;可改善更年期症狀、通經;助消化、抗胃痙攣;消除疲勞、舒緩心悸;幫助肌膚更有彈性、對抗老化皮膚。其抗菌特性可使用在痘痘與粉刺肌膚。

● 注意事項
懷孕前 3 個月避免使用。有重度憂鬱狀況需小心使用,因岩蘭草是極度鎮定的精油。

有『寧靜之油』之稱。印度傳統醫學阿育吠陀療法會將岩蘭草根磨碎,做成身體敷膜,來降低因發燒或中暑造成的高體溫。也會用岩蘭草精油按摩關節,以減輕風濕痛。

拉丁學名 ／ *Vetiveria zizanioides*
科別屬種 ／ 禾本科
萃取部位 ／ 根
萃取方式 ／ 蒸餾法

茶樹

歷史悠久的
抗菌高手
（大自然界的抗生素）

澳洲土著有長期使用茶樹的經驗。他們將葉片搗碎後，聞精油的香氣來通暢呼吸，並將茶樹葉子直接使用在皮膚上，治療傷口與香港腳。一次世界大戰期間，茶樹精油就曾作為澳洲軍隊的第一線急救物品，用於治療感染、燒傷及蚊蟲叮咬。

拉丁學名 ／ *Melaleuca Alternifolia*
科別屬種 ／ 桃金孃科
萃取部位 ／ 葉
萃取方式 ／ 蒸餾法

香氣
清新爽朗的綠色葉片香氣、帶著微微的樟腦刺激味。

心理功效
能平緩情緒，使人頭腦清晰、充滿活力。

生理功效
抗細菌、黴菌和病毒；分解黏液、解熱、抗發炎。和尤加利一樣對呼吸道的功能也相當卓越，比藍膠尤加利來得溫和，更適合體質虛弱的族群使用；治療皮膚感染、病毒感染（皰疹）、痘痘、頭皮屑；調理油性肌膚、香港腳、燒燙傷、皮膚疹；治療泌尿道感染、會陰部感染；驅蚊蟲。

注意事項
皮膚極度敏感者需小心使用，寵物建議勿使用。

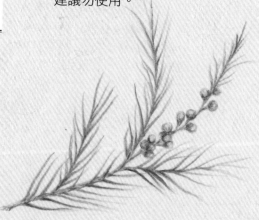

Magnolia Flower

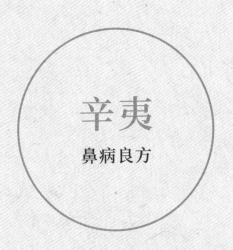

辛夷
鼻病良方

辛夷木材自古就是建造房屋的高級木料，古代有用辛夷木做門樑就不易生病的說法，而辛夷花苞則是中藥中絕佳的鼻病藥材。近代考古於馬王堆漢墓中曾挖出一批保存良好的珍貴藥材，其中就有辛夷這一味藥。《本草綱目》上記載：辛夷之辛溫走氣而入肺，能助胃中清陽上行通於天，所以能溫中治頭面目鼻之病，可見李時珍對於辛夷治療鼻病有很好的評價；另外在《神農本草》中歸類為「上品藥材」。

香氣
清新、涼嗆通暢感，有淡淡的本草木質香。

心理功效
提振精神、集中思緒、增添煩悶生活中一些活力。

生理功效
收斂、抑菌、抗病毒、抗過敏、止痛、抗發炎呼吸道絕佳精油：緩解鼻過敏、鼻炎、鼻塞、鼻竇炎、感冒症狀、氣喘；止痛：頭痛、肌肉酸痛、關節炎、抗乳酸堆積；治燙傷、油性肌膚、痘痘、頭皮屑。

注意事項
無。

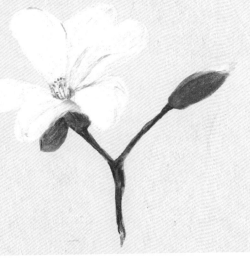

拉丁學名 ／ *Magnolia biondii*
科別屬種 ／ 木蘭科
萃取部位 ／ 花苞
萃取方式 ／ 蒸餾法

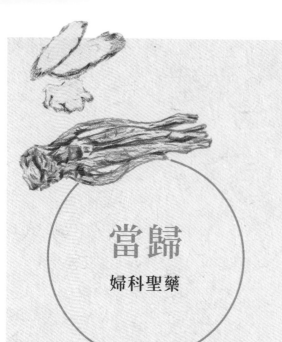

當歸

婦科聖藥

可補血活血，調經止痛，潤腸通便。有「婦科聖藥」、「百家百病此藥通」的藥王之稱。能補血生肌，古時為外科所用。明朝醫學家李中梓提到當歸「能引諸血各歸其所當歸之經，故名當歸」，簡單來說，當歸能把四散的血帶回到原本的經脈上。近代實驗證實，當歸能擴張周邊血管，降低血管阻力，增加循環血量，也具有抗衰老和美容作用，使人青春常駐。

拉丁學名 / *Angelica sinensis*
科別屬種 / 繖形科
萃取部位 / 根
萃取方式 / 二氧化碳
　　　　　超臨界萃取法

Dong Quai

🌿 **香氣**
溫暖苦甘的泥土藥香，如同吃當歸藥膳的香氣。

🌿 **心理功效**
能帶給人平靜、平和、溫暖的感受，改善過度消耗精力造成的無法集中的狀況。

🌿 **生理功效**
活血化瘀、止痛、補身。

🌿 **活血化瘀**
處理身體因氣血瘀滯造成的痛症。放鬆緊繃的肌肉、風濕關節疼痛、肌肉酸痛等；改善經痛、調整經期、產後調理；改善血虛引起的頭暈、心悸；病後補身調理。

🌿 **注意事項**
孕婦、經血過多者小心使用。當歸為一種補藥，若體質過於虛弱者有時身體可能無法承受，反而會造成使用精油後不適，這是中醫常說的「虛不受補」，可調降到 1% 以下使用，或待元氣恢復些再低劑量使用。當歸精油中的重要成分藁內酯、正丁烯夫內酯易被熱破壞，故購買當歸精油前要確認是運用二氧化碳超臨界萃取法為佳。圓葉當歸、歐白芷（西洋當歸）與本品是不同品種。

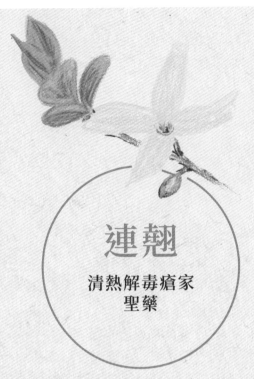

Weeping Forsynthia

連翹
清熱解毒瘡家
聖藥

明朝《藥性賦》指出:「連翹排瘡膿與腫毒。」古人認為連翹是「瘡家聖藥。」在中醫藥裡廣泛使用在清熱解毒、疏散風熱、清心火、抗發炎等狀況。近代研究中發現連翹的萃取物可以有效地抑制許多菌種,可說是菌叢殺手。對流感病毒(H1N1)也具有效果。

🌙 **香氣**
帶著松柏的木質調與漿果的香氣,帶些許苦味。

🌙 **心理功效**
具清心火的效果,對於易焦慮、心煩意亂、心神不寧有紓緩效果。

🌙 **生理功效**
抗菌、抗病毒、抗發炎、解熱。其抗菌效果極佳,故可運用在各系統感染狀況:呼吸感染(風熱型感冒、流感)、生殖泌尿道感染、腸胃炎、皮膚感染、皮膚炎等,可以達到抗菌、抗發炎與退熱的效果;急性期的關節炎、發燒、皮膚疹、中暑等皆可調油舒緩。

🌙 **注意事項**
孕婦、身體虛寒請小心使用。

拉丁學名 / *Forsythia suspensa*
科別屬種 / 木樨科
萃取部位 / 果
萃取方式 / 蒸餾法

川芎

血中之氣藥，不僅補血，還能行氣

🍂 **香氣**
溫暖帶辛的泥土藥香。

🍂 **心理功效**
苦甘的氣味，帶來平和與沉靜。

🍂 **生理功效**
活血行氣、止痛、抗痙攣。氣血瘀滯造成的痛症我會首選川芎：頭痛、放鬆緊繃的肌肉、風濕關節疼痛、肌肉酸痛、運動傷害等跌打損傷問題皆可使用；改善經痛、調整經期、產後調理；抗平滑肌痙攣：胃痙攣、經痛、氣喘等。

川芎是藥王孫思邈很重視的藥材，除了是婦科常用藥外，也是跌打損傷、活血止痛的良方。《本草匯言》指出，「川芎上行頭目，中開鬱節，下調經水」，在治療頭痛、女性經期不適都有很好效果，更有「頭痛不離川芎」之說。近代研究發現對心血管、呼吸系統、腎臟系統方面的疾病皆有不錯的效果。

🍂 **注意事項**
孕婦、經血過多者小心使用。川芎精油中的重要成分藁本內酯易被熱破壞，故購買前要確認是運用二氧化碳超臨界萃取法為佳。

拉丁學名 ／ *Ligusticum chuanxiong*
科別屬種 ／ 繖形科
萃取部位 ／ 根
萃取方式 ／ 二氧化碳超臨界萃取法

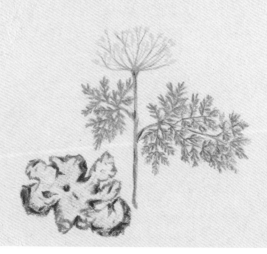

青蒿

解熱抗炎良方

Sweet Wormwood

青蒿入藥，始見於馬王堆漢墓出土的帛書《五十二病方》，其中有「煮青蒿」療病的記載。2015 年諾貝爾生理醫學獎，頒發給成功從青蒿中提煉出青蒿素，並研發出抗瘧疾藥物的學者。不管過去治瘧疾寒熱，到現今西藥發展，都佔有一席之地。

拉丁學名 / *Artemisia annua*
科別屬種 / 菊科
萃取部位 / 葉
萃取方式 / 蒸餾法

● **香氣**
前甘甜後回苦、微辛的藥草味。

● **心理功效**
情緒起伏過大、思慮過多的狀況下，具有安心痛，養脾氣之效。

● **生理功效**
抗菌、抗病毒、抗黴菌、抗發炎、解熱、驅蚊蟲。同連翹抗菌效果極佳，故可運用在各系統感染狀況：呼吸感染（風熱型感冒）、生殖泌尿道感染、腸胃炎、皮膚感染、皮膚炎（皮膚搔癢、蕁麻疹、脂漏性皮膚炎）等，可以達到抗菌、抗發炎與退熱的效果；清虛熱，解暑，用於各種暑邪發熱、陰虛發熱、夜熱早涼、頭痛、口渴皆可處理；有鎮咳、祛痰、舒緩氣喘作用；驅蚊蟲。

● **注意事項**
孕婦、身體虛寒請小心使用。

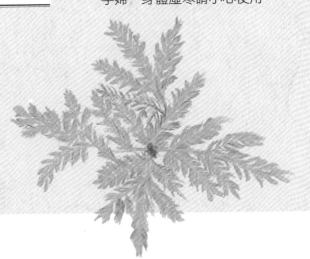

國家圖書館出版品預行編目 (CIP) 資料

解痛芳療全書：本草精油配方、穴位按摩、中西醫治療法，徹底改善全身的疼痛
【一般疼痛緩解、心理引發疼痛緩解、安寧疼痛緩解、寵物疼痛緩解】/ 陳育歆著 .--
初版 . -- 新北市：幸福文化出版：遠足文化發行 , 2020.10
　面；　公分 . -- (健康養生區 Healthy Living；14)
ISBN 978-986-5536-12-1（平裝）

1. 芳香療法 2. 香精油 3. 按摩

418.995　　　　　　　　　　　　　　　　　　　　　109011715

健康養生區 Healthy Living 014

解痛芳療全書

本草精油配方、穴位按摩、中西醫治療法，徹底改善全身的疼痛
【一般疼痛緩解、心理引發疼痛緩解、安寧疼痛緩解、寵物疼痛緩解】

作　　　者：陳育歆
責任編輯：梁淑玲
封面設計：耶麗米工作室
內文設計：王氏研創藝術有限公司
感謝贈品贊助：國際漢方芳療學院

感謝精油植物繪圖：Joy Chen
(FB 粉絲專頁「Aroma x Yoga x Life
喬伊的日常筆記」板主)

總 編 輯：林麗文
副 總 編：梁淑玲、黃佳燕
主　　編：高佩琳、賴秉薇、蕭歆儀
行銷總監：祝子慧
行銷企畫：林彥伶、朱妍靜

出　　　版：幸福文化出版社／遠足文化事業股份有限公司
發　　　行：遠足文化事業股份有限公司（ 讀書共和國出版集團)
地　　　址：231 新北市新店區民權路108 之2 號9 樓
郵撥帳號：19504465 遠足文化事業股份有限公司
電　　　話：(02) 2218-1417
信　　　箱：service@bookrep.com.tw
法律顧問：華洋法律事務所　蘇文生律師
印　　　刷：通南彩色印刷公司
初版三刷：西元 2023 年 8 月
定　　　價：新台幣650 元

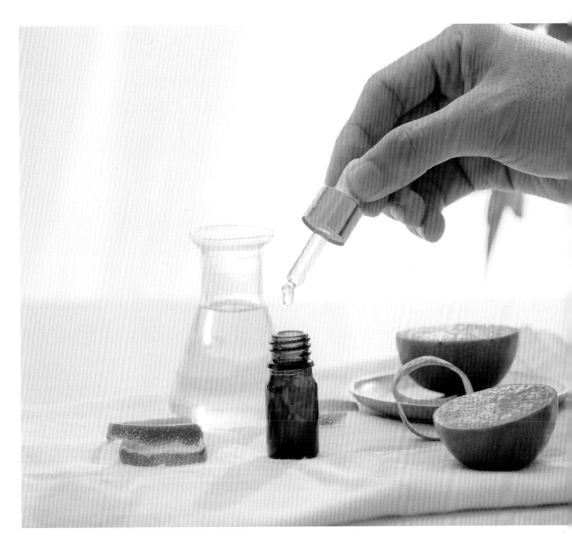

《解痛芳療全書》讀者專屬優惠
【使用折扣碼】TCMBOOK2020
可享全館精油 8 折優惠
（有效期限至 2021.4.30）

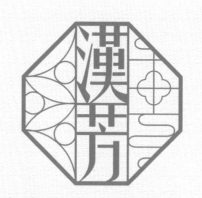

國際漢方芳療學院

International Institute of Chinese
Medicinal Aromatherapy

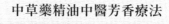

中草藥精油中醫芳香療法

國際漢方芳療師認證課程

美國NAHA芳療師認證課程

企業教育訓練

台北｜東京｜香港｜澳門｜新加坡｜溫哥華

www.yangsenaroma.com

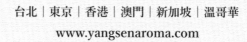

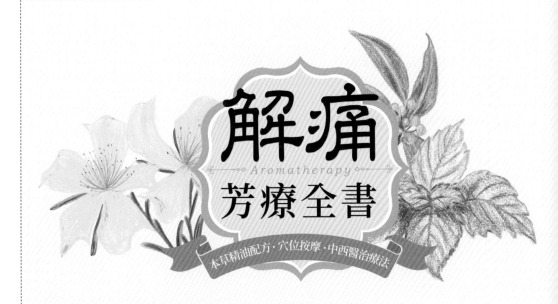

本草精油配方·穴位按摩·中西醫治療法

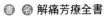

幸福文化　　書 名 解痛芳療全書　　書 號 0HHL0014

讀者回函卡

感謝您購買本公司出版的書籍，您的建議就是幸福文化前進的原動力。請撥冗填寫此卡，我們將不定期提供您最新的出版訊息與優惠活動。您的支持與鼓勵，將使我們更加努力製作出更好的作品。

讀者資料

● 姓名：＿＿＿＿＿＿＿　● 性別：□男　□女　● 出生年月日：民國＿＿年＿＿月＿＿日

● E-mail：＿＿＿＿＿＿＿＿＿＿＿＿＿＿＿＿＿＿＿＿＿＿＿＿＿＿＿＿＿＿＿

● 地址：□□□□□＿＿＿＿＿＿＿＿＿＿＿＿＿＿＿＿＿＿＿＿＿＿＿＿＿＿

● 電話：＿＿＿＿＿＿＿＿　手機：＿＿＿＿＿＿＿＿＿　傳真：＿＿＿＿＿＿＿＿＿

● 職業：□學生　　　　　□生產、製造　　　□金融、商業　　　□傳播、廣告
　　　　□軍人、公務　　□教育、文化　　　□旅遊、運輸　　　□醫療、保健
　　　　□仲介、服務　　□自由、家管　　　□其他

購書資料

1. 您如何購買本書？□一般書店（　　　縣市　　　　書店）
　　　　　　　　　□網路書店（　　　　　書店）　　□量販店　□郵購　□其他
2. 您從何處知道本書？□一般書店　□網路書店（　　　　　書店）　□量販店　□報紙
　　　　　　　　　　□廣播　□電視　□朋友推薦　□其他
3. 您購買本書的原因？□喜歡作者　□對內容感興趣　□工作需要　□其他
4. 您對本書的評價：（請填代號 1.非常滿意　2.滿意　3.尚可　4.待改進）
　　　　　　　　　□定價　□內容　□版面編排　□印刷　□整體評價
5. 您的閱讀習慣：□生活風格　□休閒旅遊　□健康醫療　□美容造型　□兩性
　　　　　　　　□文史哲　□藝術　□百科　□圖鑑　□其他
6. 您是否願意加入幸福文化 Facebook：□是　□否
7. 您最喜歡作者在本書中的哪一個單元：＿＿＿＿＿＿＿＿＿＿＿＿＿＿＿＿＿

8. 您對本書或本公司的建議：＿＿＿＿＿＿＿＿＿＿＿＿＿＿＿＿＿＿＿＿＿

＿＿＿＿＿＿＿＿＿＿＿＿＿＿＿＿＿＿＿＿＿＿＿＿＿＿＿＿＿＿＿＿＿＿＿＿

＿＿＿＿＿＿＿＿＿＿＿＿＿＿＿＿＿＿＿＿＿＿＿＿＿＿＿＿＿＿＿＿＿＿＿＿

＿＿＿＿＿＿＿＿＿＿＿＿＿＿＿＿＿＿＿＿＿＿＿＿＿＿＿＿＿＿＿＿＿＿＿＿

＿＿＿＿＿＿＿＿＿＿＿＿＿＿＿＿＿＿＿＿＿＿＿＿＿＿＿＿＿＿＿＿＿＿＿＿

＿＿＿＿＿＿＿＿＿＿＿＿＿＿＿＿＿＿＿＿＿＿＿＿＿＿＿＿＿＿＿＿＿＿＿＿